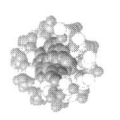

춤추는 효소

국립중앙도서관 출판시도서목록(CIP)

춤추는 효소 : 효소영양학을 넘어 효소치료까지 가는 길 / 신현재 지음. --
서울 : 이채, 2010
p. ;   cm.

참고문헌과 색인수록
ISBN 978-89-88621-83-7 93510 : ₩10000

518.35-KDC5
615.35-DDC21   CIP2010003329

춤추는 효소

초판 1쇄 발행 / 2010년 10월 1일
초판 4쇄 발행 / 2012년 5월 7일

지은이 / 신현재
펴낸이 / 한혜경
펴낸곳 / 도서출판 異彩(이채)
주소 / 135-100 서울특별시 강남구 청담동 68-19 리버뷰 오피스텔 1110호
출판등록 / 1997년 5월 12일 제 16-1465호
전화 / 02)511-1891, 512-1891
팩스 / 02)511-1244
e-mail / yiche7@dreamwiz.com
ⓒ 신현재 2010

ISBN 978-89-88621-83-7 93510

※값은 뒤표지에 있으며, 잘못된 책은 바꿔드립니다.

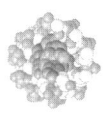

춤추는 효소

신현재 지음

목차

프롤로그_지금은 효소의 시대! _ 7

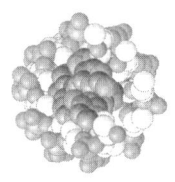

제1부 배경지식 _ 11

1. 효소란 무엇일까요? _ 13

2. 효소에는 몇 가지 종류가 있을까요? _ 17

3. 우리 몸의 충전지 _ 19

4. 효소는 어디서 얻을 수 있을까요? _ 21

5. 효소를 섭취하면 진짜 건강에 도움이 될까요? _ 24

6. 효소 연구의 역사와 관련 주요 인물 _ 30

　　　* 효소를 이용한 효소치료의 장점 _ 36

제2부 효소의 실제 _ 37

1. 효소의 소화력 _ 39

　　　* 식이요법에서 해야 할 것과 해서는 안 되는 것 _ 52

2. 효소의 치유력 _ 53

　　　* 아직 못 다한 면역 이야기 _ 101

　　　* 암 보완 대체요법의 하나인 효소치료 _ 108

3. 효소의 화학적 측면 _ 118

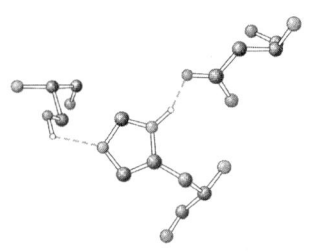

제3부 효소의 응용 _ 129

1. 효소가 풍부한 음식 만들기 _ 131
2. 효소 제품의 효소활성 확인하기 _ 137
3. 좋은 효소 제품 찾기 _ 144
4. 효소 부족으로 생기는 질환 _ 148
5. 자주 물어보는 질문들(FAQ) _ 154
6. 효소의 미래와 전망, 그리고 산업적 기대 _ 169

에필로그_효소박사의 아침생각 _ 173
참고문헌 _ 174
부록 _ 175
색인 _ 196

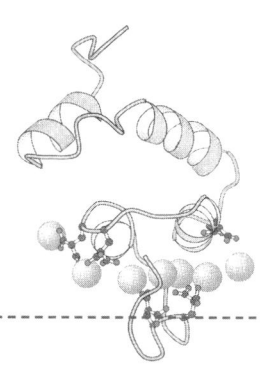

표 목차
〈표 1〉 효소와 그 용도 _ 28
〈표 2〉 국외 효소치료 관련 기관 _ 82
〈표 3〉 기원 및 기능에 따른 효소 분류 _ 94
〈표 4〉 용도에 따른 효소 분류 _ 94
〈표 5〉 장즙 효소의 종류 _ 100
〈표 6〉 국내외 좋은 효소 제품 소개 _ 146

오늘은
너무 평범한 날인 동시에
과거와 미래를 잇는 소중한 시간입니다.
오늘 살아 있음에 감사합니다.

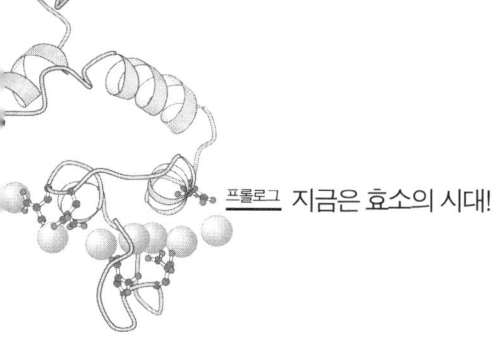

프롤로그 지금은 효소의 시대!

아침 신문을 펼쳐 여기저기 글을 읽다 보니 '효소'에 관한 기사와 광고가 눈에 띕니다. 그러고 보니 요즘처럼 '효소'가 인기 있었던 적이 있었나 싶습니다. 아! 이제는 효소가 상식이 된 시대라는 생각이 듭니다. 그런데 다른 한편으로는 사람들이 알고 있는 효소에 대한 상식이 과연 올바른 것인지에 대한 의구심도 듭니다. 올바로 알지 못하는 것은 모르는 것보다 더 위험할 수도 있기 때문입니다. 지난 2005년 『엔자임: 효소와 건강』이라는 책을 출간한 이후 섭취하는 효소에 관한 상식의 지평을 넓혔다고 자평하고 있었는데, 어느덧 5년의 세월이 지났습니다. 그간 많은 분들의 질문에 답변을 드리면서 조금 더 효소에 대한 자세한 지식이 필요하다는 생각을 하게 되었습니다. 그간 차일피일 글 쓰는 작업을 미루다 이제야 효소에 관한 두 번째 책을 출간하게 되었습니다. 전작에 비해 보다 많은 내용을 담으려고 노력하였습니다만, 늘 모자란 것은 어쩔 수 없는 노릇입니다. 부디 많이 읽어 주시고 비평도 많이 해 주시기를 바랍니다.

컴퓨터를 켜고 구글(Google) 검색을 해 봅니다. 검색창에 '효소'라고 쳤더니 0.26초만에 81,300,000개의 문서가 검색되고, 영어로 'enzyme'이라고 치니 0.19초만에 25,300,000개의 문서가 뜨네요. 문서가 너무 많아서 일일이 확인해 볼 수 없어서 다시 검색어를 넣어 봅니다. '효소영양학' 131,000개의 문서 중에 제가 번역한 『효소영양학 개론 2판』이 제일 먼저 창에 뜨네요. 기분이 조금 좋아집니다. 'enzyme nutrition' 1,150,000개의 문서, 조금은 줄어들었네요. '효소치료' 3,420,000건, 'enzyme therapy' 2,490,000. 도대체 줄어들 생각을 하지 않습니다!

제가 효소영양학에 대한 책을 출간하고 난 후 이와 유사한 많은 종류의 책이 출간되었습니다. 그만큼 효소에 관한 이야기가 대중화되었다고 볼 수 있어서 긍정적입니다. '기적의 효소'라든가 '효소가 생명을 좌우한다' 혹은 '효소를 밥처럼 먹어야 한다'는 내용의 책들은 일반인들로 하여금 효소에 보다 친근하게 접근하는 데에는 순기능을 하는 것 같아 바람직하게 보여집니다만, 과학적 논문과 참고문헌의 체계적 검증 없이 쓰인 책이 자칫 효소의 주요 개념을 호도할 수도 있어서 조금 염려되는 것도 사실입니다.

이 책은 일반적인 효소의 이야기를 다시 한 번 정리하면서 그 이야기를 치료의 개념까지 확장하고자 만들어졌습니다. 즉 효소영양학을 넘어서 효소치료학으로 가는 중간 길이라고 할 수 있습니다.

이 책의 제목은 『춤추는 효소』입니다. 왜일까요? 그 이유는 효소가 춤을 추기 때문입니다. 때로는 느리게 때론 빠르고 거칠게 말이죠. 죽은 생명은 춤을 출 수 없습니다. 오직 살아 있는 생명만이 춤을 출 수 있습니다. 그래서 효소는 살아 있는 것입니다. 이 책을 선택한 여러분! 활기찬 생명체 속에서 춤추고 있는 효소를 머릿속에 그려 보세요. 무언가 신나지 않으세요?

정신분석학으로 유명한 지그문트 프로이트(Sigmund Freud)는 건강한 사람의 능력을 '일할 수 있는 능력', '사랑할 수 있는 능력', '놀 수 있는 능력'으로 구분했다고 합니다. 여기서 능력이란 말은 다른 뜻으로 보면 '활력' 혹은 '활성(activity)'이라고 볼 수도 있지 않을까요? 살아 있는 효소는 활성이라고 표현되는 생명력을 가지고 있습니다. 우리가 먹고 마시고 울고 웃고 떠들고 잠자는 이 순간에도 아직도 밝혀지지 않은 많은 종류의 효소들이 각자의 역할에 맞게 춤을 추고 있습니다. 그 춤사위가 멎을 때 우리는 이 세상을 떠나 흙으로 돌아가게 되는 것입니다.

이 책은 효소에 관한 책입니다만, 효소의 모든 면을 다루고 있지는 않습니다. 사실 효소는 그 의미와 역할이 너무도 광범위하여 짧은 한 권의 책으로 설명하기 어렵습니다. 특히 전문용어의 사용을 최대한 줄이면서 평범한 말로 설명하기엔 저의 필력이 따라가지를 못합니다. 그래서 이 책은 효소의 여러 측면 중에서 우리 몸의 영양과 건강 그리고 약간의 치료에 관한 측면만을 다루고자 합니다. 이런 연구 분야를 '효소영양학(enzyme nutrition)'과 '효소치유법(enzyme therapy)'이라고도 합니다.

『춤추는 효소』는 모두 3부로 구성되어 있습니다. 우선 이 책을 이해하는 데 가장 중요한 배경지식을 설명하고, 효소가 우리 몸속에서 어떤 역할을 하는지 다룹니다. 그리고 마지막으로 실제적인 응용 분야를 소개할 것입니다. 아무쪼록 이 작은 책이 효소의 영양학적 중요성과 더 나아가 질병 치료에 미치는 영향에 대한 독자 여러분의 이해를 넓히는 데 조금이나마 도움이 되었으면 좋겠습니다.

그럼 이제부터 춤추는 효소의 세계로 Go! Go!

2010년 한여름 무등산 자락에서

신현재

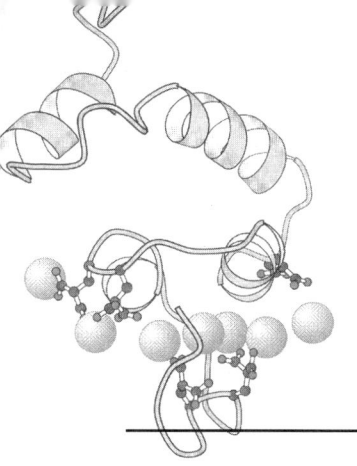

배경지식

제1부

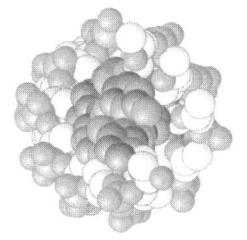

1. 효소란 무엇일까요?

자, 독자 여러분! 우선 효소(혹은 엔자임, enzyme)라는 단어를 머릿속에 떠올려 보세요. 그러고 나서 소리 내어 말해 보세요. 앞으로 이 효소라는 단어가 지겹도록 많이 나올 테니 미리 익숙해질 필요가 있겠지요? 효소라는 단어를 떠올려보면 아마 같이 떠오르는 단어가 있을 것입니다. 없다고요? 그래도 실망하지 마세요. 사람마다 사전 지식은 모두 다르니까요. 그래도 상식이 풍부한 분이시라면 이 두 단어가 떠오르겠죠. 혹시 발효(fermentation)와 효모(yeast)라는 단어가 떠오르지 않으세요?

발효와 효모! 발효는 음식물을 오래 묵히거나 삭히는 과정을 가리키는 말로서 술이나 된장, 고추장 등을 만드는 것을 의미하기도 합니다. 이 발효를 일어나게 하는 것이 바로 효모입니다. 그러니까 효모는 발효의 어머니 정도가 되겠지요? 그런데 이 효모 속에서 실제적으로 발효가 일어나게 하는 특별한 물질이 있습니다. 이게 무엇일까요? 네, 그렇습니다. 효모 속에서 실제적으로 발효가 일어나게 하는 이 특별한 물질이 바로 '효소'입니다. 즉 발효의 가장 중요한 요소가 효소라고 생각하시면 됩니다. 효소는 인간을 포함한 모든 생명체 내에서 다양하게 존재하는 단백질(protein)로 이루어진 촉매작용(catalysis)을 하는 물질입니다. 효소는 우리 몸의 생명을 유지하는 데 결정적으로 중요한 것입니다. 현재까지 전 세계 많은 과학자들은 우리 몸속에 수천 종의 효소가 있다는 것을 밝혀냈습니다. 물론 지금도 계속 연구해서 새로운 기능을 하는 효소들이 속속 알려지고 있습니다. (물론 저도 열심히 연구하고 있는 효소연구자 중의 한 사람입니다). 따라서 이 분야를 연구하는 사람들조차 최근에 연구되는 효소의 종류를 모두 다 아는 것은 불가능합니다.

그런데 왜 이렇게 많은 효소가 필요할까요? 그 이유는 효소는 한 가지 일만 하기 때문입니다. 효소는 축구의 박지성 선수처럼 멀티플레이어가 아닙니다. 오직 한 가지 일(혹은 반응)만 하도록 만들어졌습니다. 효소는 우리 몸이 움직이게 하고 제대로 기능하게 하며 상처를 치유하여 우리 몸을 수리하는 역할을 합니다. 질병으로부터 우리 몸을 지킬 수 있는 능력은 우리 몸속에 존재하는 효소의 개수와 그 활성과 직접적으로 관련되어 있다고 할 수 있습니다. 즉 효소가 부족하면 우리 몸은 황폐해집니다.

즉 모든 생명 현상은 대사(代謝, metabolism)라 불리는 일련의 복잡한 연속적인 화학반응으로 이해할 수 있습니다. 음식물을 먹고 소화시켜 에너지를 얻거나 몸에 필요한 근육이나 항체 등을 만드는 일이 대사과정입니다. 그런데 문제는 이 대사과정의 속도입니다. 만약 아침식사로 잡곡밥과 된장국 약간을 먹었는데, 소화되는 데 12시간이 걸린다면 어떤 일이 벌어질까요? 우선 우리는 배가 불러서 몇 시간 동안 다른 일은 하지 못하게 될 것입니다. 소화가 더디니 우리 몸에 필요한 에너지도 빨리 만들지 못해 몸에 힘이 쭉 빠지게 될 것입니다. 우리 몸이 새로운 근육을 만드는 데 몇 년씩 걸린다면 우리는 걸어 다닐 수도 없고, 멋진 근육을 가진 육체미 선수도 존재하지 않을 겁니다. 물론 이것은 말도 안 되는 상상이지만 말입니다.

이렇듯 대사과정은 그 속도가 생명입니다. 그런데 효소는 이 대사과정을 수천 배 이상 빠르게 하는 기능을 합니다. 반응 속도를 이렇게 빠르게 하는 물질을 촉매(catalyst)라고 합니다. 그러니까 효소는 단백질로 이루어진 '생체촉매(biocatalyst)'라는 별명을 가지고 있는 것입니다.

운동선수의 기록이 바람의 속도 등 외부 환경에 영향을 받는 것처럼 효소활성 역시 효소가 위치한 주변 환경에 크게 영향 받습니다. 특히 산성과 알칼리성, 촉진제와 저해제, 효소가 작용하는 대상 물질의 농도 등은 효소의 활성에 중대한 영향을 끼칩니다. 또한 효소는 매우 '특이적'입니다. 무엇이 특이적이냐 하면 모양이 특이적입니다. 혹시 여러분은 효소가 어떻게 생겼는지 효소의 실제 생긴 모습을 보셨나요? 저도 못 보았습니다. 그렇지만 많은 과학자들은 효소가 어떤 구조를 가지고 있는지 밝혀냈습니다. 그러다 보니 새로운 사실을 알게 되었는데 효소가 가진 구조, 형태, 모습이 모두 약간씩 다르다는 것입니다. 모양이 특이한 만큼 기능도 특이한데, 한 가지 효소는 오직 한 가지의 화학반응만을 빠르게 만듭니다. 이것을 '효소의 기질 특이성'이라고 합니다. 자장면을 먹을 때면 우리 침이 자장면을 분해해서 물이 흥건히 고이지만, 침은 돼지고기나 닭고기를 분해하지 못합니다. 이런 성질을 가리키는 말이 '기질 특이성'입니다. 이런 성질 때문에 효소의 종류가 많아지게 되는 것입니다. 잊지 마세요, 효소는 멀티 플레이어가 아니다! 우직하게 한 가지 일만 한다는 사실을요.

2. 효소에는 몇 가지 종류가 있을까요?

효소란 체내의 여러 가지 생물학적·화학적 반응에서 촉매작용을 하는 단백질로서, 음식물의 소화 및 인체 생명 유지에 가장 중요한 역할을 담당합니다. 효소의 종류를 기능적으로 분류하면, 크게 식품효소(food enzyme), 대사효소(metabolic enzyme), 소화효소(digestive enzyme) 등으로 나눌 수 있습니다. 이 중 식품효소는 단백질, 지방, 탄수화물 등 음식물을 분해하는 작용을 하며 그 종류는 약 20여 가지인데, 가장 중요한 효소들은 대개 우리 몸속의 췌장(pancreas, 이자)에서 만들어집니다. 만약 췌장에서 효소들이 충분히 생성되지 못하면 영양소 흡수가 불가능해지며, 이런 경우에는 외부로부터 효소를 추가로 섭취해야 합니다. 이때 투여 가능한 효소로는 췌장효소와 식물에서 유래한 식물성 혹은 미생물 발효효소입니다.

식물성 혹은 미생물 발효효소는 소화기 계통의 기능을, 췌장효소는 소화기 기능과 면역 기능 두 가지를 모두 강화하는 작용을 합니다. 이 작용을 하는 소화효소에는 프로테아제(protease), 아밀라아제(amylase), 리파아제(lipase), 셀룰라아제(cellullase), 펙티나아제(pectinase), 락타아제(lactase), 카텝신(cathepsin), 항산화효소(antioxidant enzyme), 브로멜라인(bromelain, 브로멜린 *bromelin*), 파파인(papain), 글루코아밀라아제(glucoamylase), 인베르타아제(invertase), 카탈라아제(catalase)가 있습니다.

효소는 우리 몸이 섭취하는 다양한 음식물을 영양소로 분해하고 흡수되는 것을 도와, 우리 몸의 각종 대사작용 속도를 정상적으로 만들어 주는 물질입니다. 따라서 효소가 우리 인체 내의 생화학반응을 진행시키는 속도는 효소가 존재하지 않을 때보다 수억 배 빠릅니다. 집 짓는 재료가 아무리 많더라도 일꾼이 없으면 집을 지을 수 없습니다. 효소는 집을 지을 때 일을 하는 사람 즉, 일꾼과 같은 역할을 합니다. 사람이 나이를 먹게 되면 몸 안에서 만들어지는 효소의 양이 감소되는데 노인들이 젊은 사람들에 비해 소화를 못 시키는 이유도 이 때문입니다.

〈그림 1〉 효소의 구분

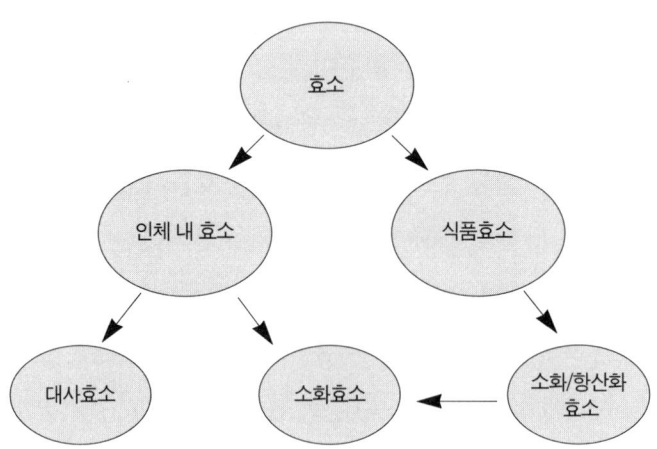

3. 우리 몸의 충전지

이번에는 약간 다른 측면에서 효소를 바라볼까 합니다. 기름이 없으면 자동차가 움직이지 않는 것처럼, 에너지가 없으면 우리 몸속에서는 아무 일도 일어나지 않게 됩니다. 그런데 재미있는 것은 이 에너지가 효소 때문에 생기기도 하고 없어지기도 한다는 것입니다. 이게 무슨 말이냐고요? 아시다시피 우리 몸을 비롯한 모든 생명체의 기본단위인 세포(cell)는 화학반응을 통해서 살아갑니다. 즉 세포는 우리가 섭취하는 탄수화물, 단백질, 지방 등으로부터 에너지를 얻어서 소화, 운동, 공부 등의 일을 하는 것입니다. 그런데 세포는 효소의 도움이 없이는 이 에너지를 얻을 수 없다는 것이 중요합니다.

예를 들어 우리가 밥을 먹고 힘이 나는 것은 밥 속에 들어 있는 전분을 산화시켜 에너지를 얻기 때문인데, 이건 나무를 태워 불을 지펴서 에너지를 얻는 것과 같은 이치입니다. 그런데 보세요. 우리 몸은 섭씨 37도에서 유지되고 있지 않습니까? 우리 몸은 이렇게 낮은 온도에서 밥을 태워 에너지를 얻는 일을 하고 있는 것입니다. 어떻게 가능할까요? 네, 그렇습니다! 효소가 있어서 가능한 것입니다. 세포가 이 에너지를 생산하는 모든 화학반응은 특별한 세포 내 효소(cellular enzyme)와 에너지 전달장치를 통하여 이루어집니다. 여러분의 몸은 섭취한 음식물을 소화시키기 위해 그리고 몸에 필요한 다양한 형태의 에너지를 공급하고 모든 신경계를 동작시키기 위해 효소가 필요한 것입니다.

   사실 우리 몸의 신경계를 움직이는 것은 세로토닌(serotonin), 카테콜아민(catecholamine), 아세틸콜린(acetylcholine) 등과 같은 여러 가지 다양한 신경전달물질입니다. 이 신경전달물질은 뇌 속에서 트립토판(tryptophane), 타이로신(tyrosine), 콜린(choline) 등의 아미노산을 원료로 하여 만들어진다고 알려져 있는데, 이 과정에서 효소가 무척 중요한 역할을 한다고 합니다. 바꾸어 말하면 신경전달물질을 만들어 우리가 자극에 반응하게 하는 것도 효소의 역할이라는 것입니다. 즉 우리가 살아가는 데 필요한 에너지를 비롯한 다양한 물질의 생산에 효소가 핵심적인 역할을 하는 것이지요.

4. 효소는 어디서 얻을 수 있을까요?

효소가 존재하는 위치에 따라서 효소를 분류하면, 몸속에서 만들어지는 효소와 음식이나 약물을 통해서 섭취하는 효소로 나눌 수 있습니다. 몸속에서 만들어지는 효소는 사람을 비롯한 모든 살아 있는 생명체에서 발견됩니다. 지금 이 순간 우리가 전혀 인식하지 못하고 있어도, 효소는 만들어지고 있습니다. 그것도 수천 개의 효소가 동시에 우리 몸에서 필요한 양만큼 적절히 말입니다. 또 다른 측면으로 식품이나 약물을 통해서 효소를 섭취할 수 있습니다.

우리나라에서는 전통적으로 음식이 효소의 주된 공급원이었습니다. 그러나 음식을 조리할 때 사용하는 열, 캔 음식의 자외선 조사(照射), 보관, 식품 처리, 냉동, 건조, 첨가제의 사용 등이 중요한 효소를 파괴하고 있습니다. 따라서 현재 우리가 많이 섭취하는 가공식품 내에 존재하는 실제 효소량은 심각하게 감소하고 있습니다. 따라서 활성효소가 가득한 신선한 생야채와 생과일, 그리고 효소식품 혹은 효소보충제가 효소의 좋은 공급원이 될 수 있습니다.

사실 우리 몸은 자체적으로 건강과 활력을 정상 상태로 유지하려고 하는 노력을 하고 있습니다. 이 노력을 '항상성(homeostatis)'이라고 합니다. 우리 몸이 건강하려면 효소의 공급과 더불어 정신적으로 긍정적인 태도와 운동 등이 모두 조화를 이루어야 합니다. 이들 중에서 하나만 무너져도 이 균형이 깨져 병이 생깁니다. 효소는 건강을 이루

〈그림 2〉 효소와 DNA의 결합

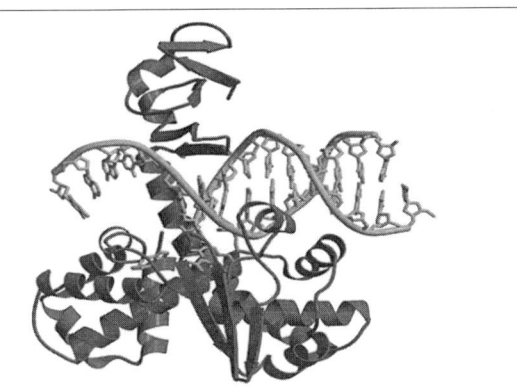

효소는 단백질과 DNA를 비롯한 다양한 생체물질과 결합하여 생체의 항상성을 유지한다.

는 이 전체 구조에서 무척이나 중요한 역할을 하고 있습니다. 집으로 말하면 기초와 지붕을 받치고 있는 대들보에 비유할 수 있겠습니다.

그렇다면 왜 효소를 섭취해야 할까요? 우리 몸에 효소가 부족하면 여러 가지 증상이 발생합니다. 특히 우리가 식생활에서 반드시 섭취해야 하는 식품효소(food enzyme)의 부족은 여러 증상을 일으킵니다. 프로테아제(protease)가 부족하면 불안감, 수족냉증, 면역기능 약화, 신장기능 약화, 칼슘 흡수 부족, 혈전 생성 등의 증상이 생기기 쉽습니다. 아밀라아제가 부족하면 소화 장애, 입술 염증, 벌레 알레르기, 근육통 등이 발생한다고 합니다. 리파아제가 부족하면 위장기능 장애, 담석, 고지혈증, 심혈관질환, 당뇨, 어지럼증 등의 증상이 발생하기도 합니다. 디사카리다아제(disaccharidase)가 부족하면 설사, 변비, 불면증, 우울증 등의 증상이 일어나기 쉽습니다. 셀룰라아제가 부족하면 복부팽만감, 가스 참, 세균 감염, 안면 통증 등의 증상이 발생한다는 보고가 있습니다. 이러한 다양한 효소는 풍부한 야채와 열을 가하지 않은 식단 위주의 식사를 통해 섭취 가능하며, 최근에서 식품 효소가 균형 있게 첨가된 안전하게 제조된 효소 기능성식품을 통하여 보충할 수 있습니다.

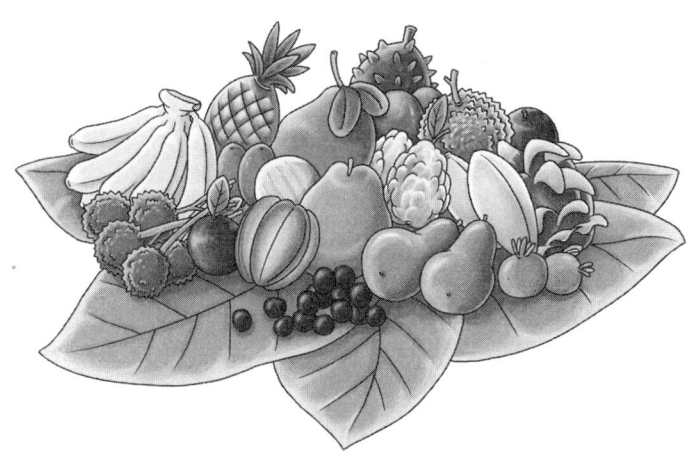

〈그림 3〉 단백질분해효소가 풍부한 열대과일

5. 효소를 섭취하면 진짜 건강에 도움이 될까요?

물론입니다. 효소를 섭취하면 다양한 효과를 얻을 수 있습니다. 효소 중에서 특히 식품효소를 풍부하게 섭취하게 되면 일차적으로 인체 내에서 소화작용이 왕성해집니다. 식품효소가 풍부한 음식 혹은 효소 건강식품을 꾸준히 섭취하면 음식물의 자연 분해와 발효를 도와 소화를 더욱 쉽게 이루어지게 합니다. 추가적으로 췌장액과 위액의 양이 적어짐에 따라 장내 미생물의 생육 환경이 좋아져 장이 건강해집니다. 아시다시피 양질의 영양 흡수는 장에서 이루어지며, 따라서 장이 건강하다는 것은 건강의 척도라고 말할 수 있습니다. 또한 풍부한 식품효소의 섭취는 숙변을 제거하여 장기적으로 장독증(腸毒症)도 예방할 수 있습니다. 지금까지 알려진 바에 따르면 식품효소는 이러한 소화/흡수 작용, 분해/배출 작용 외에도 항염/항균 작용, 해독/살균 작용, 혈액 정화 작용, 세포 부활 작용을 한다고 합니다. 각 항목에 대해 좀 더 자세히 정리하면 다음과 같습니다.

① 체내 환경 정비
식품 효소는 혈액을 약알칼리성으로 만들고 체내의 이물질을 제거하며 장내 세균의 균형을 유지시켜 줍니다. 또한 소화를 촉진시키고 병원균에 대한 저항력을 유지시켜 줍니다.

② 항염증 작용

일반의약품은 대개가 항생물질로서 병원균을 죽이는 역할을 하므로 이 작용만으로는 세포를 새로 만드는 일을 할 수 없습니다. 효소는 백혈구를 운반하고, 백혈구의 활동을 도와 병원균을 죽이고, 상처 입은 세포를 재생시키는 데 도움을 주며 염증을 가라앉혀 줍니다.

③ 항균 작용

효소는 백혈구의 식균 작용을 돕는 동시에, 효소 자체에도 항균 작용이 있어 병원균을 죽입니다. 더욱이 세포의 생성을 촉진하는 작용을 하기 때문에 병을 근본적으로 치료할 수 있습니다.

④ 분해 작용

효소는 병이 생긴 장소의 혈관 내에 고름이나 독소들을 분해하고 배설시켜 정상적인 상태로 돌려놓는 작용을 합니다. 이 작용은 먹는 것을 소화시키기 위해 음식물을 분해하는 것과 일맥상통하는 것입니다.

⑤ 혈액 정화 작용

효소는 혈액 중의 노폐물을 몸 바깥으로 내보내고, 또 염증 등의 독성을 분해하여 배출시키는 작용을 합니다. 이외에도 산성화된 혈액에 대해서는 혈액 중의 콜레스테롤을 분해하여 약알칼리성으로 유지시키는 활동과, 혈액의 흐름을 원활하게 해 주는 역할을 합니다. 이러한 혈액의 정화로 혈액의 순환이 잘되어 대머리가 치료되고 어깨 결림과 두통 등이 치료된 사례가 보고되었습니다.

⑥ 세포 부활 작용

효소는 세포의 신진대사를 도와주어 기본적인 체력을 유지시키고, 상처 받은 세포의 생성을 도와줍니다. 효소가 모든 세포의 활동에 촉매작용을 할 때는 하나하나가 분산적으로 이루어지는 것이 아니라 전체 효소가 일제히 작용을 합니다. 따라서 일반 약품의 효능과는 다른 신체의 근본적인 치료 활동을 담당할 수 있습니다.

효소의 특징 중의 하나는 그 치료의 적응범위가 아주 넓다는 점입니다. 위궤양을 치료할 목적으로 효소를 섭취했는데 어느 틈엔가 무좀도 나았다든지, 중증의 간장병을 치료할 목적이었는데 거무튀튀했던 얼굴이 뽀얗게 되었다든지 하는 부수적인 효과를 올리는 경우가 많이 있습니다. 그러나 명심해야 할 것은 효소가 결코 만병통치약이 아니라는 것입니다. 효과가 있고 부작용이 적은 것은 맞지만 우리의 질병을 효소만으로 치유할 수는 없습니다. 효소는 아주 훌륭한 보조 수단이라고 이해하시면 좋겠습니다.

일반적으로 효소를 섭취한 후 효과를 보는 데에는 어느 정도의 시간이 필요합니다. 화학요법처럼 1시간이나 반나절 만에 효과를 보는 경우는 거의 없습니다. 예를 들어, 여드름이나 기미 등의 경우에는 1개월 정도 연속 복용을 해야 효과를 볼 수 있습니다. 그 이유는, 효소가 어떤 국부적인 부분, 즉 얼굴이면 얼굴, 기미면 기미 등만 치료하는 것이 아니라, 몸 전체를 근본적으로 건강하게 하여 그 결과 국소적인 병을 고쳐 주기 때문입니다. 그러나 위와 장의 기능을 개선하는 데에는 그리 많은 시간이 걸리지 않습니다. 특히 유산균 등의 프로바이오틱스(Probiotics)나 올리고당과 같은 프리바이오틱스(Prebiotics)와 함께 섭취하면 일주일 정도의 짧은 기간에도 상당한 효과를 기대할 수도 있습니다.

〈표 1〉 효소와 그 용도

효소명(enzyme)	효소군(category)	효소의 용도(use)	활성단위(activity unit)
알파-갈락토시다아제(alpha-galactosidase)	탄수화물분해효소(carbohydrase)	라피노스(raffinose)나 스타키오스(stachyose) 등의 탄수화물을 분해 신선한 야채나 콩의 소화에 도움을 줌	Galactosidase units(GALU)
아밀라아제(amylase)	탄수화물분해효소(carbohydrase)	전분과 글리코겐 등의 탄수화물을 분해 빈속에 섭취했을 경우에는 히스타민(histamine)을 조절 식탐을 감소시킴 혈당을 증가시킴 다양한 기원(基源)의 효소를 혼합한 제품의 활성이 높음	Dextrinizing units(DU)과 Sanstedt Kneen Bilsh Units(SKB)
베타 글루카나제(beta-glucanase)	탄수화물분해효소(carbohydrase)	보리나 밀 등에 많이 들어 있는 글루칸 등의 탄수화물을 분해 곡물의 소화에 부담을 느끼는 사람들에게 특히 유용함	Betaglucanase units(BGU)
브로멜라인(bromelain)	단백질분해효소(protease)	단백질을 분해 항염증에 무척 유용함	Gelatin digesting units(GDU) and papain units (FCCPU)
카탈라아제(catalase)	단백질분해효소(protease)	과산화수소를 물과 산소로 분해하는 항산화효소 인체에서 발견되는 가장 강력한 항산화제 중의 하나	Baker units
셀룰라아제(cellulase)	탄수화물분해효소(carbohydrase)	섬유소, 키틴을 비롯하여 효모(Candida) 세포벽에서 발견되는 유사 섬유소 섬유를 분해 과일과 야채류의 세포벽을 분해하여 영양분의 배출을 용이하게 함 여러 가지 다른 기원의 효소가 존재하며, 활성을 올리기 위하여 혼합제형이 사용됨	Cellulase units(CU)
글루코아밀라아제(glucoamylase)	탄수화물분해효소(carbohydrase)	탄수화물 가운데 고분자 물질을 분해함 소화효소로서의 기능이 높음	Amylogalactosidase units(AGU)
헤미셀룰라아제(hemicullulase)	탄수화물분해효소(carbohydrase)	식물에서 발견되는 고분자 탄수화물 분해함 야채를 소화하기 힘든 사람들의 소화기능 증진에 유용함	Hemillulase units(HCU)
인베르타아제(invertase, sucrase)	탄수화물분해효소(carbohydrase)	설탕과 맥아당을 분해함 설탕에 불내성이 있는 사람들의 소화기능 증진에 유용함	Invertase active units(IAU)
락타아제(lactase)	탄수화물분해효소(carbohydrase)	유당을 분해함 유당불내증 치료에 사용	Lactose units(LacU)
뮤코라제(mucolase)	단백질분해효소(protease)	점액을 분해함 울혈(congestion)과 축농증에 효과 비결정질의 약알카리성 단백질분해효소(seaprose)임	Milligrams and mucolase units(MSU)

효소명(enzyme)	효소군(category)	효소의 용도(use)	활성단위(activity unit)
리파아제(lipase)	지방분해효소 (lipase)	지질을 분해하여 지방 활용을 증대시킴 콜레스테롤 감소에 도움을 줌 체중 감소를 도움 호르몬 생산을 도움 쓸개 기능을 도움 여러 가지 다른 기원의 효소가 존재하며, 활성을 올리기 위하여 혼합제형이 사용됨	Food Chemical Codex Federation International Pharmaceutique (FCCFIP) and lipase units(LU)
말타아제 (diastase, malt diastase)	탄수화물분해효소 (carbohydrase)	맥아와 곡물당, 복합 혹은 단순당(simple sugar)을 분해함	Degrees of diastatic power(DP)
나토키나아제 (nattokinase)	단백질분해효소 (protease)	혈액 응고 단백질인 피브린을 분해함 심혈관 질환을 치료하며 혈액 순환 개선, 고혈압, 낮은 조직 재생 등을 치료함	Fibrinolytic units(FU)
파파인(papain)	단백질분해효소 (protease)	단백질을 분해 대부분의 항염에 도움	Food Chemical Codex papain units(FCCPU)
펙티나아제 (pectinase)	탄수화물분해효소 (carbohydrase)	과일과 야채에 존재하는 탄수화물인 펙틴을 분해	Apple juice depectinizing units(AJDU)
파이타아제 (phytase)	탄수화물분해효소 (carbohydrase)	식물의 잎에 존재하는 탄수화물인 phytic acid를 분해 무기질(mineral)의 흡수를 도움	Phytase unit(PU)
프로테아제 (protease)	단백질분해효소 (protease)	단백질을 분해 빈속에 복용했을 경우 면역기능을 증진시켜주는 alpha 2-macroglobulin과 결합 염증을 감소시키고 혈액 순환을 증가시킴 여러 가지 다른 기원의 효소가 존재하며, 활성을 올리기 위하여 혼합제형이 사용됨	Hemoglobin units in a tyrosin base(HUT)
시프로즈 (seaprose)	단백질분해효소 (protease)	점액을 분해함 울혈(congestion)과 축농증에 효과 비결정질의 악알카리성 단백질분해효소 (seaprose)임	Milligrams(mg)
세라펩티다아제(serratiopeptidase or serapeptase or serrapeptidase)	단백질분해효소 (protease)	항염 기능	Serratiopeptidase units(SU)
슈퍼옥사이드 디이뮤테이즈 (superoxide Dimutase, SOD)	단백질분해효소 (protease)	항산화제 자유라디칼 피해로부터 세포를 보호	Milligrams(mg)
자일라나아제 (xylanase)	탄수화물분해효소 (carbohydrase)	헤미셀룰라아제(Hemicellulase)의 일종 불용성 섬유가 아닌 수용성 섬유를 분해	Xylanase units(XU)

6. 효소 연구의 역사와 관련 주요 인물

인류가 이 세상에 살기 시작한 이래 매우 다양한 형태의 효소반응이 알려져 있습니다. 다음에는 효소의 발견과 연구의 역사에서 무척 흥미로운 영향을 끼친 분들의 업적을 위주로 효소 연구의 역사를 간단히 정리하겠습니다.

① 호메로스(Homeros)

고대 그리스의 서사시인으로서 『일리아드』와 『오디세이』의 작가인 호메로스는 그의 작품에서 우유에 무화과즙을 넣을 경우에 우유가 응고되는 현상을 묘사하였습니다. 이 현상은 현대에 레닛(rennet)이라는 효소를 이용하여 우유에서 치즈를 만드는 산업으로 발전하게 됩니다. 그러나 이후 효소에 관한 본격적인 연구는 18세기까지 미루어지게 됩니다. 그래도 인류는 효소를 이용한 반응으로 맥주와 치즈 등을 만들어 먹으면서 잘 살게 되었지요.

② 라짜로 스팔라차니(Lazzaro Spallanzani)

이탈리아의 과학자로서, 어떤 물질이 다른 물질에 의해서 분해되는 현상을 발효(fermentation)라고 명명하였습니다. 그러나 19세기 초반까지도 발효는 어떤 물질에 의한 화학적 변화로만 인식되었습니다. 이때까지는 아직까지 발효가 복잡한 생화학적 반응의 연속이라는 것을 모르고 있었다고 할 수 있습니다.

③ 키르코프(Gottieb Sigismund Constantin Kirchoff)

독일 과학자로서 상트페테르스부르크학회의 회원이던 키르코프는 1814년 싹이 난 곡식에서 전분을 당분으로 분해하는 물질이 함유되어 있는 것을 증명하였습니다. 우리나라에서도 엿기름을 이용하여 식혜를 만들어 먹고 있으니 키르코프에서 빚을 지고 있는 셈이죠.

④ 앙셀름 파앤(Anselme Payen)

1800년대 중반 파리 설탕공장의 공장장이었던 파앤은 그의 동료인 페르소(Jean Francois Persoz)와 같이 전분을 분해하여 당분을 만드는 물질을 발견했습니다. 그리고 나중에 디아스타아제(diastase)로 알려진 효소를 식물로부터 순수하게 정제하기에 이르렀습니다. 이제 본격적인 효소 연구의 단계로 접어들고 있죠?

⑤ 슈반(Theodor Schwann)

세포학의 공동 창립자이기도 한 슈반은 1800년대 중반 동물의 소화효소로서 널리 알려진 펩신(pepsin)을 순수하게 분리하여 여러 기능을 연구하였습니다.

⑥ 베르셀리우스(Jons Jakob Berzelius)

위대한 스웨덴의 화학자인 베르셀리우스는 발효가 촉매반응으로 이루어져 있을 것이라고 예측하였습니다. 1836년에 쓴 어떤 글에 "살아 있는 식물과 동물의 세포와 조직에서는 수천 가지의 촉매반응이 일어난다"고 했다니 참으로 놀랍습니다.

⑦ 쿤(Wihelm Friedrich Kuhne)
쿤은 발효과정을 설명하기 위하여 최초로 효소(엔자임, enzyme)라는 명칭을 제안하였습니다. 이 enzyme이라는 단어는 1878년에 본격적으로 도입되었습니다. 우리가 효소를 엔자임이라고 하는 이유도 쿤이 이 용어를 만들어서 그렇게 된 것입니다. 그런데 이 엔자임이라는 말은 사실 '효모 안에 있다'라는 뜻이라고 합니다.

⑧ 부흐너(Eduard Buchner)
그전까지는 발효를 하려면 효모균(이스트, yeast)을 넣어야 했습니다. 그러나 부흐너는 효모를 넣지 않고도 알코올 발효를 할 수 있다는 것을 증명했습니다. 물론 지금이야 효소가 있으면 발효가 된다는 것을 알고 있지만 말이죠. 알코올 생성을 하는 효소는 치마아제(zymase)라고 명명하였는데, 부흐너는 이 업적으로 1907년 노벨화학상을 수상하게 됩니다. 이제 본격적으로 효소를 연구하는 시대가 되었습니다. 왜냐고요? 효소로 노벨상을 받았다는 것은 많은 사람이 효소에 대해 관심을 갖게 된 계기가 된 것이니까요.

⑨ 서머(James B. Summer)
효소 연구의 역사에서 가장 혁명적인 일이 벌어졌습니다. 그 이유는 효소가 결정화되었기 때문입니다. 효소가 보석처럼 빛나는 형태의 결정입자로 만들어졌습니다. 미국 코넬 대학의 서머 박사는 우레아제(urease)를 분리하고 정

제하고 결정화하였습니다. 이 기술은 나중에 효소의 구조와 모양을 알아내는 방법으로 가장 널리 사용됩니다. 몇 년 후에 록펠러연구소의 노스럽(John H. Northrop)은 소화효소들을 결정화하였는데, 많은 논쟁 끝에 이 결정이 단백질이라는 것이 밝혀졌습니다. 이 두 분은 1946년에 노벨화학상을 공동 수상하게 됩니다. 효소를 연구하여 노벨상을 받은 사람이 점점 늘어나네요.

⑩ 플레밍(Alexander Fleming)
알렉산더 플레밍이라고 하면 페니실린이라는 항생제를 발견한 사람으로 유명한데, 사실은 효소의 연구에서도 유명합니다. 1922년에 대표적인 단백질 분해효소인 라이소자임(lysozyme)을 최초로 발견했기 때문이지요.

⑪ 켄드루와 퍼루츠(John C. Kendrew, Max F. Perutz)
피 속에 들어 있는 붉은색 단백질인 헤모글로빈과 근육 속에 들어 있는 미오글로빈이라는 단백질의 3차원 구조를 엑스선 구조분석법으로 밝혀서 1962년에 노벨화학상을 받은 분들입니다. 이분들이 사용한 방법은 앞서 말씀드린 효소의 결정화 연구와 결합하여 놀라운 과학의 역사를 만들어 냈습니다.

⑫ 필립스(David Philipps)
런던 왕립연구소에서 근무하던 필립스 박사는 1965년 드디어 라이소자임의 3차원 구조를 밝혀냈습니다. 이제야 비로소 효소의 활성과 관련된 여러 가지 가정이 사실로 밝혀지면서 효소 연구의 장막이 걷히게 됩니다. 필립스 박사는 지난 1999년에 75세를 일기로 세상을 떠났습니다. 흥미 있는 일은 1994

년 7월 8일에 일어났습니다. 미국의 우주왕복선 컬럼비아호가 지구를 떠나 우주로 나갈 때 라이소자임 효소를 싣고 가서 결정화 실험을 하였는데, 그 결과 우주에서는 효소가 더 잘 결정화된다는 사실을 밝혀냈습니다. 이제 바야흐로 효소가 우주까지 진출하게 된 것입니다.

여기까지가 일반적인 효소 연구에서 중요한 분들이었습니다. 그러면 우리가 섭취하는 효소의 중요성은 어떻게 알게 된 것일까요? 이 일에는 무척 중요한 두 명의 선각자가 있었습니다. 그 한 명이 호웰 박사이고 다른 한 명이 비어드 박사입니다.

⑬ 호웰(Edward Howell)

호웰 박사는 1898년 미국 일리노이주의 시카고에서 태어났습니다. 1924년 일리노이주에서 의사면허를 취득하고 린들라 요양소(Lindlahr Sanitarium)에서 근무하며 만성퇴행성 질환을 치료하였는데, 이때 생식과 과일주스를 위주로 한 식단으로 많은 치유 사례를 기록하였다고 합니다. 이때부터 효소활성과 관련된 연구를 진행하여 '효소영양학(enzyme nutrition)'이라는 학문 분야를 발전시켰으며, 1932년에는 개인병원을 내고 영양과 물리요법 치료를 이용한 진료를 시작하였습니다. 이때 식물효소를 추출하는 방법을 이용하였으며 식단에 효소를 첨가하였습니다. 내셔널 엔자임 컴퍼니(National Enzyme Company, NEC)라는 회사를 창립하여 자신만의 효소 브랜드로 제품을 포장하여 판매하였으며, 현재까지도 그 판매가 이어지고 있습니다. 국내 효소건강식품에도 이 회사의 효소가 첨가되고 있습니다. 1946년 『The Status of

Food Enzymes in Digestion and Metabolism』이란 책을 집필하였고 그 후 20년 이상 여러 서적을 집필하며 효소영양학 분야에 헌신하였습니다.

⑭ 비어드(John Beard)

비어드 박사는 스코틀랜드 출신의 의사로서 1902년에 암의 단일영양막 이론(The Unitarian Trophoblastic Theory)을 제창했습니다. 췌장효소의 부족이 암의 원인이라는 이론을 바탕으로 많은 환자를 치료했습니다. 그는 췌장의 기능 이상으로 췌장효소가 적절히 분비되지 못하면 암이 생성된다고 예측했는데, 나중에 임상적으로 증명되기도 하였습니다. 우리나라에서 판매되는 소화제나 건강식품에도 췌장효소인 판크레아틴이 다량 함유되어 있습니다.

효소를 이용한 효소치료의 장점

1. 효과가 빠릅니다.
2. 내성이 없습니다.
3. 급성 혹은 만성 부작용이 없습니다.
4. 출혈의 위험이 없습니다.
5. 인체 내 응고가 없습니다.
6. 면역체계에 억제가 없습니다.
7. 인체 내 방어기작을 건드리지 않습니다.
8. 다른 약과 혼합사용이 가능합니다.
9. 당뇨병 환자에게도 사용할 수 있습니다.
10. 추가적인 진통제를 적게 쓰게 합니다.
11. 환자의 나이에 무관하게 사용할 수 있습니다.
12. 항생제나 항암제의 효능을 증가시킵니다.
13. 혈전 후 증상을 완화시킵니다.
14. 정맥 혹은 동맥 질환에 효과적입니다.
15. 외상의 치료에 흔적을 남기지 않습니다.

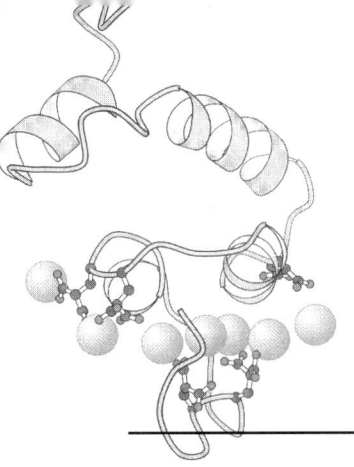

효소의 실제
제2부

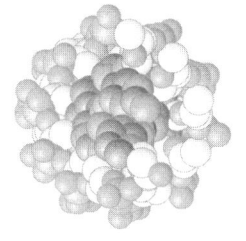

1. 효소의 소화력

효소의 소화력에 대해서 이야기하려고 하니 당연히 소화가 무엇인지를 알아야 할 것 같습니다. 소화란 우리 몸에서 일어나는 상당히 복잡한 과정으로 음식을 보거나 생각하여 입에 침이 고이는 순간부터 시작된다고 할 수 있습니다. 음식물이 입으로 들어와 식도를 거쳐 위와 장 등의 장기를 돌아다니는 동안 음식물은 작은 조각으로 분해됩니다. 이 소화 과정을 통하여 영양분은 추출되어 흡수되며 폐기물은 제거됩니다. 이때 중요한 것은, 효소가 이 소화기능을 작동하게 하고 이 복잡한 소화기능에 거의 모두 관여한다는 사실입니다.

우리가 섭취하는 음식물에는 3대 핵심 영양소인 탄수화물, 단백질, 지방 등이 들어 있는데, 음식물에서 우리 몸이 필요한 이 영양분들을 섭취하려면 이들을 분해하고 소화시킬 효소들이 필요합니다. 탄수화물을 분해시키기 위해서는 탄수화물분해효소(아밀라아제, amylase)가, 단백질을 분해하기 위해서는 단백질분해효소(프로테아제, protease)가, 지방을 분해하기 위해서는 지방분해효소(리파아제, lipase)가 필요합니다. 이것을 요약하면 다음과 같습니다. 프로테아제는 단백질을 분해합니다. 단백질은 20개의 아미노산으로 이루어진 고분자 물질인데 각 프로테아제는 각 아미노산에 특이적으로 작용하여 분해시킵니다. 리파아제는 지방, 기름, 인지질(레시틴)과 스테롤(콜레스테롤)을 분해합니다. 한편 아밀라아제는 설탕, 유당, 과당을 포함하는 모든 탄수화물을 분해합니다. 물론 탄수화물의 종류마다 작용하는 효소의 종류도 달라집니다. 앞장에서 효소의 특이성에 대하여 말씀드린 게 기억나시나요?

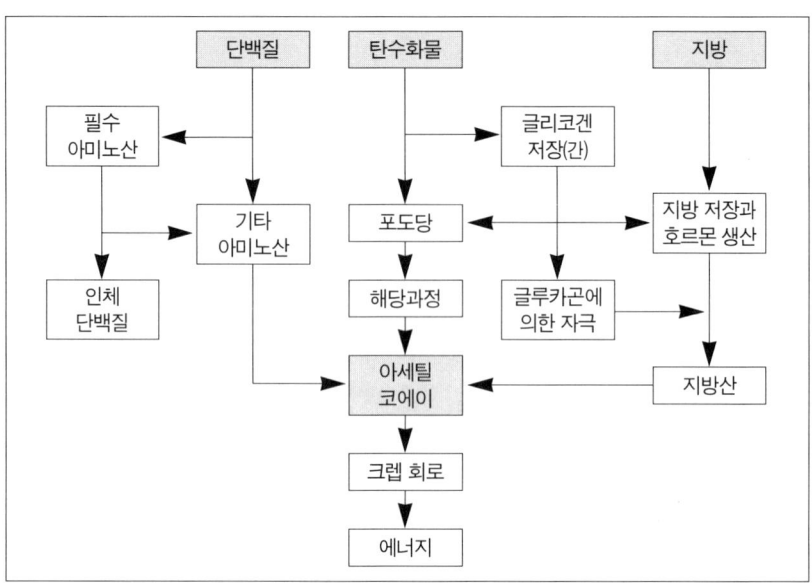

〈그림 4〉 몸속에서 탄수화물·지방·단백질의 사용과정

보다 나은 건강을 위해 잘 씹기

소화는 효소가 들어 있는 입 속에서 시작하므로 소화를 잘 시키기 위해서는 무엇보다도 모든 음식을 잘 씹어야 합니다. 잘 씹기 위해서는 치아 건강도 중요하겠죠. 우리가 음식물을 오래 씹으면 씹을수록 우리 침 속에 들어 있는 소화효소와 음식물 속에 들어 있는 식품효소가 음식에 작용하는 시간이 길어집니다. 효소와 음식물이 잘 반응하기 위해서는 시간이 길수록 좋습니다. 오래 씹는 것은 모든 음식의 소화에 있어서 매우 중요한데 그 이유는 효소가 음식물의 표면에서 작용하기 때문입니다. 씹으면 씹을수록 효소와 음식의 표면과 접촉하는 시간이 길어져, 음식물이 분해되어 나중에 영양분의 소화와 흡수가 용이하게 되는 것입니다. 음식물의 측면에서 살펴보면 대부분의 신선한 과일과 야채에는 소화되기 어려운 식이섬유막이 있으므로 이 막을 파괴하여 영양분이 밖으로 나오도록 하여야만 더 소화를 증진시킬 수 있게 됩니다. 우리가 좋아하는 김치 등도 사실 식이섬유막이 무척 두꺼워 소화시키기 어려운 것이 사실입니다. 앞으로 더욱 꼭꼭 씹어야겠습니다!

일단 음식물이 위에 들어가면 위의 상부에서 잠시 머무른 후 위의 아랫부분으로 내려가면서 위액과 만나게 됩니다. 위액에는 효소가 들어 있지 않은 위액도 있고 효소가 들어 있는 위액이 있습니다. 어쨌든 음식물은 위액과 만나 소화의 단계를 진행하게 됩니다. 위액 속에 들어 있는 소화효소인 펩신(pepsin)은 단백질을 분해합니다. 단백질은 우리에게 강한 근육, 건강한 피부, 튼튼한 뼈와 풍부한 피를 공급하는 데 도움을 줍니다. 따라서 병으로부터 회복을 돕고 병에 걸리는 것을 막아주는 중요한 역할을 하는 영양분인 것이지요. 우리 몸속에서 분비되는 또 다른 중요한 소화효소로는 레닌과 아밀라아제, 리파아제가 있습니다. 레닌은 우유로부터 미네랄을 제거하는 작용을 하고 아밀라아제는 탄수화물을 분해하며, 리파아제는 지방을 분해하여 바이러스를 방지하고, 알레르기 등을 예방하는 기능을 하는 것으로 알려져 있습니다.

　위의 운동으로 인하여 위액은 소장으로 이동하고 음식물은 위액과 섞여 걸쭉한 죽 같은 상태가 됩니다. 이 걸쭉한 죽을 카임(Chyme)이라고 합니다. 미숫가루를 생각해 보시면 됩니다. 음식물이 미숫가루라면 카임은 미숫가루를 물에 진하게 탄 상태라고 보시면 됩니다. 우리 몸에서 일어나는 가장 많은 소화와 흡수는 소장에서 일어나는데 소장의 길이는 약 7미터 정도이고 소장의 굵기는 2센티미터 내외입니다. 마지막으로 대장은 소화를 완결하는 농축기의 역할과 하수구의 역할을 동시에 합니다. 즉 대장의 가장 중요한 기능은 음식을 농축하고 저장하고 음식찌꺼기를 배출하는 것이라 할 수 있습니다. 대장은 많은 수의 미생물을 함유하고 있으며, 이 미생물은 효소를 생산하여 남아 있는 음식찌꺼기, 식이섬유, 세포들 그리고 소장에서 넘어온 점액질 등의 폐기물들을 효과적으로 제거합니다. 이때 역시 효소는 장에서 혈액으로 영양분이 흡수되는 데 결정적인 역할을 합니다. 즉 효소는 영양분의 이동과 흡수에 있어서 필수적인 물질인 것입니다.

소화의 적(敵)과 소화 증진 방법

때때로 잘 먹는 것만으로는 불충분합니다. 어떤 사람들은 유전적으로 혹은 선천성 질환으로 인해 음식의 소화와 영양분의 흡수에 어려움을 겪습니다. 이 문제들은 기계적인 문제(이빨이 약해서 잘 씹지 못하거나 치아의 불규칙적인 배열로 잘 씹지 못하는 문제)일 수도 있고 생화학적인 문제(특정 효소의 부족)일 수도 있고 혹은 스트레스 때문일 수도 있습니다. 또한 위에서 배출되는 염산이 효소의 분배에 영향을 미칠 수도 있습니다. 위에서 염산의 분비를 방해할 수 있는 어떤 요인이 있다면 그것은 효소의 분비에 영향을 끼칩니다. 이러한 요인에는 쇼크, 화학치료라든가 만성 질환, 말기 질환, 만성 통증, 스트레스(과민성 대장증상 및 위가 꼬이는 증상), 우울증, 외과 수술 등이 있을 수 있습니다.

그러면 소화를 증진시키기 위해서는 어떻게 해야 할까요? 더 많은 효소를 섭취해야 합니다. 소화에 사용되는 효소의 종류와 양은 여러분이 섭취하는 음식의 종류와 상태에 따라 좌우됩니다. 몇몇 음식들, 예를 들어 아주 잘 익은 신선한 파인애플은 소화를 굉장히 많이 도울 수 있습니다. 왜냐하면 파인애플에는 엄청난 양의 효소가 들어 있기 때문입니다. 특히 파인애플에는 단백질을 분해하는 브로멜라인이라는 효소가 들어 있습니다. 그런데 파인애플 깡통의 경우에는 열처리를 수반하기 때문에 깡통에 들어 있는 파인애플에는 브로멜라인이 없습니다.

만약 우리가 식사 때마다 신선한 야채샐러드와 같이 밥을 먹는다면 소화가 더 잘 되는 것을 경험할 수 있습니다. 야채를 삶고 소금을 치면, 효소의 작용을 저해하게 됩니다. 우리가 소화하기 힘든 고기를 먹을 때 고기와 함께 반드시 효소가 풍부한 음식을 같이 먹어야 합니다. 이들 음식에는 김치, 상추를 비롯한 신선한 야채, 마늘과 양파가 있습니다. 일본 사람들은 생선을 날로 먹고 해산물과 야채를 간단히 요리하여 먹습니다. 그들은 또한 간장을 많이 먹는데 간장은 세계에서 가장 오래된 효소 제재입니다. 그러나 불행하게도 간장에는 소금이 너무 많습니다. 소금이 적게 들어 있는 간장을 골라 음식 맛을 내 보세요. 소화효소가 많이 들어 있는 식품으로는 파파야, 엿기름, 건강식품으로 판매되는 효소 제재들이 있습니다.

효소는 수많은 소화질환을 치료하는 데 도움이 됩니다. 위산과다나 속쓰림, 그리고 췌장의 기능 저하, 급성·만성 췌장염, 우유 설사증, 장독증, 음식 알레르기 등에 도움을 받을 수 있을 것입니다.

〈그림 5〉 **우리 몸의 모든 기관과 연결된 소화기관**

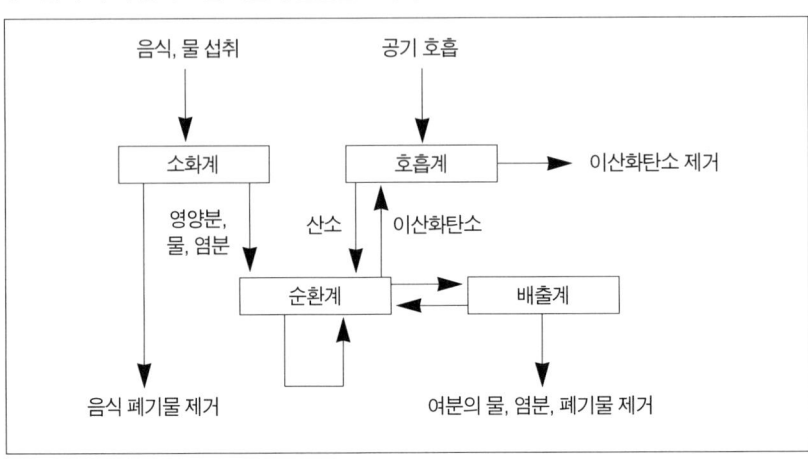

효소의 적(敵)들과 독소 제거

우리는 보다 신선한 음식을 먹기 위해 선택을 해야 합니다. 우리는 여전히 우리가 먹는 식사로부터 충분한 양의 효소를 공급받지 못할 수도 있습니다. 우리가 먹는 과일과 야채가 살충제나 농약에 오염되어 있다면 말입니다. 생화학적 단계에서 바라보면 살충제는 곤충을 죽일 뿐만 아니라 사람에게까지도 영향을 끼칩니다. 사람의 신경세포에는 아세틸콜린의 생성과 파괴에 관여하는 콜린에스테라아제(cholinesterase)라는 효소가 무척 많이 존재합니다. 콜린에스테라아제는 우리 신경계에서 무척 중요합니다. 그러나 이 효소는 살충제에 의해서 파괴됩니다. 또한 살충제는 과민 반응, 신경근육 마비, 시각 문제, 호흡 곤란, 장의 통증, 구토, 설사, 무기력 등을 일으킵니다. 납과 수은 같은 많은 중금속들은 효소의 활성을 방해합니다. 그래서 유기농 야채가 최선의 길입니다.

사람이나 컴퓨터나 쓰레기가 들어오고 나간다는 면에서는 동일합니다. 만약 몸이 처진다고 느끼거나 몸에 힘이 없다면, 몸속에 찌꺼기가 쌓여 있기 때문입니다. 해답은 독소 제거입니다. 몸속에 쌓인 독소는 여러 질병의 원인이 될 수도 있습니다. 그러나 이유야 어찌되었건 간에 중금속, 살충제, 신경파괴물질, 호화지방세포에서 나오는 찌꺼기들은 우리 몸에 축척되어 간, 폐, 신장 그리고 피부에 영향을 끼쳐서 부담을 줍니다. 독소 제거, 자가 청소 등의 자연치유법은 간염이나 퇴행성 질환을 효과적으로 극복할 수 있도록 도와 우리의 면역체계를 활성화합니다. 몇몇 효소혼합물은 이러한 독소 제거나 청소, 인체의 면역방어능력을 극대화시키는 데 매우 효율적인 것으로 증명되었습니다.

간과 담석 청소

이 청소라는 단어는 간과 담낭의 정상적인 기능을 회복하는 데 도움을 줍니다. 특히 만성퇴행성 질환을 겪고 있는 사람들에게 좋습니다. 그러나 이 방법은 성인에게만 추천하며 시도하기 전에 의사와 필히 상담하여야 합니다.

방법은 다음과 같습니다.

① 첫째 날부터 여섯째 날까지는 정상적인 식사, 간식과 더불어 진짜 사과 주스를 입맛이 당기는 만큼 최대한 많이 마십니다.

② 일곱째날 정오에 정상적으로 점심을 먹습니다.

③ 일곱째 날 오후 세 시에 약 30밀리리터의 더운물에 2티스푼의 인산제2 나트륨를 넣은 용액을 마십니다. 만약 너무 역겨우면 직접 짠 자몽즙을 조금 떨어뜨립니다. 만약 소금이 들어가 있지 않은 음식을 계속 먹고 있다면 다른 대체 물질을 넣어야 합니다. 이에 관해서는 의사나 경험이 많은 사람과 상의해 보세요.

④ ③번을 두 시간 후에 다시 한 번 반복하세요.

⑤ 일곱째 날 저녁은 포도주스나 자몽주스만 마시세요.

⑥ 잠자리에 들기 전에 다음 중 한 가지를 드세요.

　　A: 반 컵의 올리브유와 반 컵의 레몬즙 혼합물

　　B: 갓 짜낸 올리브유와 가능한 한 신선한 주스를 드세요.

⑦ 먹자마자 잠자리에 눕습니다. 오른쪽으로 누워서 오른쪽 무릎을 가슴

까지 끌어당겨 30분 동안 누워 있으세요.
⑧ 다음날 아침 먹기 한 시간 전에 약 60밀리리터의 더운물에 제2인산나트륨을 2티스푼 넣어서 마시세요. 이렇게 한 후에 정상적으로 식사를 하도록 하세요.

올리브유와 자몽즙 섞은 것을 마실 때 약간 역겨울 수 있지만 잠자리에 들면 괜찮습니다. 그 다음날 아침에 변기 속에서 담석 같은 조그만 돌덩이가 보일지라도 놀라지 마세요. 만약 담석을 본 환자들은 2주 후에 이 요법을 다시 한 번 실시하세요.

신장 청소

약 7,500리터의 피가 매일 신장에 의해서 걸러집니다. 우리 몸의 노폐물을 제거해야만 신장의 산—알칼리 균형을 유지시켜 줍니다. 매일 많은 양의 물, 광천수나 미네랄워터를 마셔야 합니다. 다음의 방법을 사용하여 신장을 깨끗하게 청소할 수 있습니다. 가능한 한 많은 양의 수박즙을 마시거나 가능한 한 많은 양의 수박을 드세요. 만약에 수박을 구하기가 어렵거나 수박이 나오지 않는 계절이면 다음의 두 가지 방법 중 한 가지를 사용해 보세요.

① 6온스의 물과 레몬 1개를 짠 즙을 마셔 보세요. 1/2티스푼의 벌꿀을 넣어도 좋습니다.
② 7일간 하루에 2컵씩 크랜베리 주스를 드세요.

신장을 깨끗이 하고 싶으시면 몇 가지 다른 독소 제거 방법이 있습니다. 식습관을 바꾸거나 신선한 주스를 많이 마시거나 치료의 목적으로 운동하거나 효소를 복용하는 것 등이 있습니다.

효소를 통한 식이요법 5단계

현대인에게 가장 빈번하게 발생하는 5가지 사망원인은 심장병, 암, 뇌출혈, 사고, 만성 순환기질환인데, 대부분의 질환들은 예방할 수 있습니다. 병에 걸리거나 건강하지 않게 되면, 생활비 또한 매우 비싸게 듭니다. 미국심장학회지의 편집자인 윌리엄 로버트(William Roberts) 박사에 따르면 1992년에 미국인들은 180억 달러를 심장 관련 수술비로 지출했다고 밝혔는데, 이것은 미국 내에서 건강 관련 의료비 가운데 가장 큰 비중을 차지합니다. 결국 우리 모두는 세금 혹은 보험료로 상당한 돈을 지불하고 있는 셈입니다.

살면서 무엇보다 아프지 않고 건강한 게 제일이지요. 효소 5단계 식이요법을 경험해 보신다면, 여러분 자신의 생명과 건강을 잘 지키고, 삶을 보다 즐겁고 활기차게 누릴 수 있게 될 겁니다.

> **효소 5단계 프로그램**
> ① 독소 제거
> ② 균형 잡힌 식사
> ③ 효소, 비타민, 미네랄 섭취
> ④ 몸에 산소를 공급하기 위한 규칙적인 운동
> ⑤ 긍정적인 생각과 태도

① 1단계_독소 제거

장기의 효율적인 기능을 유지하는 것이 여러분의 몸에서 독소를 제거하는 첫 번째 단계입니다. 중요한 것은 장내에 존재하는 미생물들을 회복시킴으로써, 즉 비피더스균이나 유산균이 많이 들어 있는 음식을 섭취함으로써 소화가 더 잘 되게 할 수 있다는 것입니다. 또한 섬유소가 풍부한 음식을 먹음으로써 장의 연동운동을 재확립시키는 것 역시 중요합니다. 금식(禁食)은 오랜 세기에 걸쳐서 치료의 목적뿐만 아니라 종교의 목적으로도 사용되어 왔습니다. 금식은 노폐물을 효과적으로 제거하고 우리 몸으로 하여금 알레르기 요인을 없애게 하며 노폐물을 배출시킴으로써 우리 몸을 말끔히 청소합니다. 아무도 의사의 지시 없이는 물만 먹고 다른 음식은 일절 먹지 않는 완전한 의미에서의 금식을 해서는 안 됩니다. 그러나 신선하게 짠 과즙과 야채즙을 이용한 금식은 대부분의 사람들에게 그리 어렵지 않게 받아들여질 수 있습니다.

② 2단계_균형 잡힌 식사

적당한 영양분의 공급은 병을 막아줄 뿐만 아니라 건강한 몸을 유지하는 데도 필수적입니다. "불행하게도 대부분의 미국 사람들은 일상적인 식사로부터 많은 영양분을 충분하게 공급 받지 못한다"라고 많은 전문가들이 지적했습니다. 결론적으로 다음과 같은 사항을 제안하려고 합니다.

③ 3단계_효소, 비타민, 미네랄 섭취

영양보충제를 먹음으로써 필요한 모든 영양분을 공급할 수 있도록 하십시오. 오늘날 성장하고 있는 식품산업의 제조방법은 음식으로부터 중요한 성분을 다 빼앗아가 버렸습니다. 그래서 우리 모두는 좋은 영양을 보충할 수 있는 영양보충제를 항상 우리 식탁 위에 두어야 합니다.

④ 4단계_몸에 산소를 공급하기 위한 규칙적인 운동

규칙적인 신체 운동은 고혈압, 비만, 비인슐린 의존성 당뇨, 우울증, 골다공증 등을 예방하는 데 큰 도움이 됩니다. 덧붙이면 활동적인 사람이 오래 삽니다. 운동을 하게 되면 기분이 좋아지는데, 이것은 엔도르핀(기분을 좋게 하는 뇌 호르몬) 수치가 올라가기 때문입니다. 또한 운동은 순환계통을 증진시켜서 독성 물질들을 내보내고 영양분을 공급해 줍니다. 여러분이 땀을 흘리면 땀구멍을 통해서 독성 물질들을 배출하게 됩니다. 매일 규칙적인 운동은 필수적입니다!

⑤ 5단계_긍정적인 생각과 태도

여러분이 무엇을 생각하고 무엇을 할지 스스로 결정해야 함을 깨닫는 것은 매우 중요한 일입니다. 과거 속에서 사는 것은 바람직하지 않고 특히 건강에도 도움이 되지 않습니다. 긍정적으로 생각하고 여러분의 인생을 스스로 책임져야 합니다. 스트레스를 줄이고 행동방식을 교정하는 것은 명상이나 요가, 호흡, 기도 등을 통해서 이루어질 수 있다. 스트레스는 소화계, 심혈관계, 근육, 면역 시스템 등에 큰 부담을 주는 것으로 알려져 있습니다. 여러분이 할 수 있는 것들을 책임지는 연습을 하십시오. 환경 혹은 다른 사람들이 여러분의 일에 대해서 좌지우지하지 못하도록 하십시오. 그렇게 되면 당신은 더욱 건강해질 뿐만 아니라 더욱 더 행복해질 것입니다.

식이요법에서 해야 할 것과 해서는 안 되는 것

a. 가능한 한 신선한 과일과 야채를 그 원래의 상태대로 최대한 많이 섭취하세요.

b. 많은 양의 마늘과 양파를 섭취하세요.

c. 효소저해제를 함유한 음식을 삼가세요. 대신, 콩으로 만든 제품을 먹고 땅콩 대신 콩나물이나 싹 난 것을 먹도록 하세요.

d. 알루미늄으로 된 요리기구들을 사용하지 마세요.

e. 소금은 피하세요.

f. 정제된 설탕이나 밀가루, 또는 이것을 가지고 만든 제품을 피하세요.

g. 복합탄수화물, 잡곡, 과일, 야채가 포함된 식사를 반드시 하세요.

h. 신선하게 짠 주스를 마시도록 하세요.

i. 지나치게 뜨겁거나 찬 음료, 혹은 음식을 피하세요.

j. 하루에 조금씩 5~6번에 나눠서 먹도록 하세요.

k. 커피는 피하고 대신 녹차를 드세요.

2. 효소의 치유력

여러분의 삶에 효소를!
우리가 먹는 음식물의 영양 수치는 살충제나 나쁜 토양이나 식품제조 공정, 보관상의 문제나 조리상의 문제로 인해 매우 낮기 때문에 많은 사람들은 비타민이나 미네랄처럼 효소보조제를 섭취합니다. 그러나 기억하세요, 보조제는 단지 보조제일 뿐이라는 사실을. 보조제는 균형 잡힌 식사의 보조제일 뿐입니다.

특히 만약 여러분이 소화나 영양분의 흡수에 문제가 있으면 효소 보조제가 필요할 수도 있습니다. 효소를 섭취하는 이유가 무척 많겠지만, 대부분의 사람들은 소화제로서 섭취합니다.

그러면 얼마나 섭취해야 하는 걸까요? 사람마다 생긴 것이 다른 것처럼 효소 제품도 그 성분과 효능이 제각기 다르기 때문에 제품병의 라벨을 확인해 보거나 약사에게 도움을 청해야 할 것입니다. 다행히 효소는 큰 부작용이 없습니다. 만약 대변이 묽거나 혹은 속이 더부룩하거나 거북하면 복용량을 줄이면 됩니다.

오랜 기간 효소는 흡수되지 않는다고 생각해 왔습니다. 그러나 효소가 여러 가지 방법으로 흡수될 수 있다는 사실을 알게 되었습니다. 주된 메커니즘은 음세포작용(飮細胞作用, pinocytosis, 〈그림 6〉 참조)으로 알려져 있습니다. 이 과정을 통해 효소는 내장벽의 점막층에 존재하는 수용체에 연결된 후에 장벽으로 흡수되고 장세포를 통과하여 마지막에는 혈액으로 배출됩니다. 이 과정은 마치 엘리베이터가 당신을 한 층에서 다른 층으로 이동시키는 것과 흡사합니다. 효소는 돼지나 소의 췌장, 파인애플이나 파파야 등의 과일, 식용곰팡이의 발효액 등의 매우 다양한 원료로부터 만들어집니다. 약국이나 건강식품 판매점에서 판매하는 효소보조제에는 파파인, 판크레아틴, 브로멜라인, 프로테아제, 아밀라아제, 리파아제, 락타아제 등이 들어 있습니다.

〈그림 6〉 음세포작용에 의한 효소의 흡수

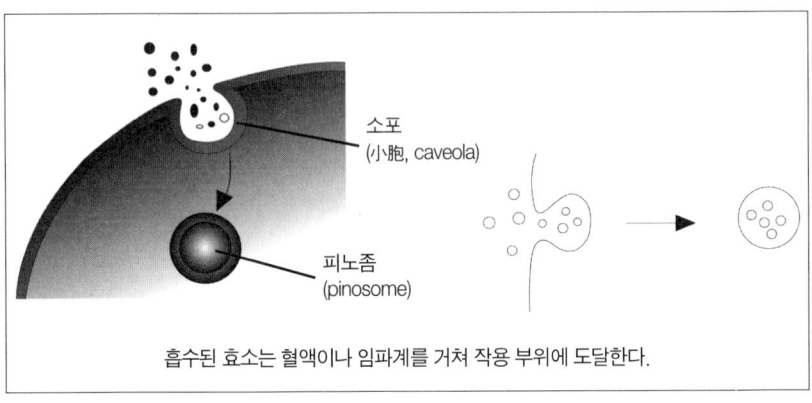

흡수된 효소는 혈액이나 임파계를 거쳐 작용 부위에 도달한다.

효소는 기능면에서 선택적이고 특이적이기 때문에 몇몇 효소보조제는 내부적으로 코팅되어 위가 아닌 장에서 용해되도록 만들어지기도 합니다.

대표적인 효소와 그 효능

각각의 효소는 고유한 원료로부터 얻어지며 여러 다양한 문제점들을 치료하는 데 사용될 수도 있습니다.

① 파파인(papain)

파파야로부터 얻어지는 파파인은 각막 손상을 방지하고 해파리나 곤충에게 물린 곳을 치료할 때에 쓰입니다. 또한 단백질의 일종인 글루텐 알레르기를 치유하는 데에도 쓰이고 부상당한 부분을 치료하는 것을 돕기도 합니다.

② 판크레아틴(pancreatin)

판크레아틴은 동물에서 얻어지는 것으로서 단백질, 지방, 탄수화물을 모두 분해할 수 있는 기능을 가지 특이한 효소입니다. 판크레아틴은 여러 가지 단백질분해효소와 핵산을 함유하고 있습니다. 이 효소는 췌장기능 저하나 소화장애를 치유하는 데도 사용되고 폐를 비롯한 여러 세포에 큰 문제를 유발하는 낭포성섬유증(囊胞性纖維症, cystic fibrosis)을 앓고 있는 아이들을 치유하는 데에도 사용됩니다.

③ 트립신(trypsin)

황소의 췌장에서 얻어지는 것으로서 세포 괴사나 궤양을 치유하고 농양 및 혈종을 치유하는 데에도 사용됩니다. 부상 부위나 감염 부위에 대한 치유 속도를 증가시키기도 하고 수막염을 치유하는 데에도 사용됩니다.

④ 키모트립신(chymotrypsin)

황소와 돼지의 췌장으로부터 얻어지는 키모트립신은 아미노산을 함유한 물질을 분해하는 기능을 합니다. 치과에서 이를 뽑기 전과, 뽑은 후 수술 시에 사용되며 백내장 수술에도 사용됩니다.

⑤ 브로멜라인(bromelain)
파인애플의 줄기로부터 얻어지는 브로멜라인은 황화합물로서 권투선수에게 많이 생기는 혈종과 얼굴 부음, 수술 후 감염을 억제시키는 데 사용합니다.

⑥ 프로테아제(protease)
동물, 식물, 미생물로부터 얻어지는 프로테아제는 단백질을 분해하여 아미노산으로 전환시킵니다. 프로테아제는 소화보조제로서 사용되며 일부 만성 혹은 급성 질환에도 사용됩니다.

⑦ 아밀라아제(amylase)
동물, 식물, 미생물로부터 얻어지는 아밀라아제는 그 기능을 발휘하기 위해서 칼슘을 필요로 합니다. 아밀라아제는 전분, 글리코겐 등에 작용하며 다른 효소들과 함께 소화제로 사용합니다.

⑧ 리파아제(lipase)
여러 다양한 원료로부터 얻어지며 칼슘 이온을 필요로 하는 리파아제는 중성지방을 지방산과 글리세롤로 분해합니다. 리파아제는 판크레아틴을 포함한 치료에 있어서 그 치유 효능을 증진시킵니다.

⑨ 락타아제(lactase)

효모와 곰팡이로부터 얻어지는 락타아제는 우유를 먹고 설사하는 사람들을 치유하는 효과가 있는 소화제입니다.

⑩ 셀룰라아제(cellulase)

곰팡이에서 유래된 이 효소는 식물성 음식의 섬유소를 분해해 섬유소와 시리얼의 글루칸(glucan)을 분해하여 소화를 증진시킵니다.

젊음의 원천과 유전적 영향

노화는 피할 수 없는 것이지만 어떤 사람은 같은 나이임에도 훨씬 더 늙어 보입니다. 우리의 생명을 연장시키는 요인들은 우리의 수명을 연장시킬 뿐만 아니라 노화의 시작으로 보이는 징조 그리고 노화의

〈그림 7〉 체내 효소의 생성과 소모 관계

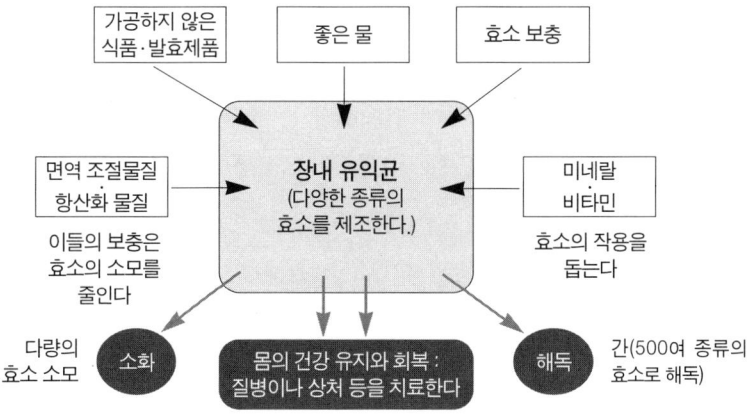

진행을 방해합니다. 이 분야의 전문가들에 따르면 가장 중요한 생명 연장의 요인은 다음의 네 가지라고 합니다.

① 정상 체중을 유지하세요.
② 영양 많은 음식뿐만 아니라 영양보충제를 복용하세요.
③ 정기적으로 운동하세요.
④ 오염물과 독소를 멀리하세요.

필자는 여기에 덧붙여 긍정적인 정신 상태를 추가하고 싶습니다.

모든 세포는 일정한 수명을 가지고 있습니다. 그 수명이 끝나면 세포는 더 이상 활동하지 못하고 죽게 됩니다. 세포는 45~50번 분열한 후에는 세포 자신이 결함 없는 세포를 만들 수 있는 능력이 없어져서 결국 자기 자신을 파괴하게 됩니다. 이 과정에 관여하는 수용체는 특이한 항체를 받아들여 노화로 약해진 세포를, 효소를 이용해 분해하게 됩니다. 이러한 메커니즘은 세포 재생에 있어서 매우 중요합니다.

미국과 일본의 과학자들은, 노화를 결정하는 유전자가 인간의 23쌍의 염색체 가운데 첫 번째에 위치한다는 것을 밝혀냈습니다. 이 말은 곧 인간이 장수한다는 것은, 장수한 조상으로부터 얻어진다는 의미입니다.

노화 과정에 있어서 반드시 고려되어야 할 두 번째 요인은 인체 신진대사가 원활하게 이루지지 않을 가능성에 대한 것입니다. 우리가 우리 몸의 이상을 조절할 능력은 없지만 우리는 노화를 일으키고 몸을 약하게 만드는 요인들을 피할 수는 있습니다.

노화와 소화

인간의 나이가 마흔이 넘게 되면 소화기관에 염산의 배출이 점점 줄어듭니다. 즉 우리는 소화액을 잃어버리고 있는 것입니다. 그 결과 음식을 효소적으로 소화시키는 데 어려움을 겪게 되고, 특히 단백질을 함유한 음식의 소화는 더 어렵게 됩니다.

나이가 먹을수록 면역력이 감소한다는 충분한 증거가 있습니다. 면역력의 감소는 영양분의 불충분한 공급 때문에 일어날 수도 있지만, 쥐를 이용한 실험 결과에 따르면 영양분을 충분히 공급한 쥐도 나이가 먹을수록 면역력이 약해진다는 것이 밝혀졌습니다. 그러나 영양분을 증가시킨 식사로는 부분적인 면역 기능을 회복시키는 데 도움을 줄 수 있을 뿐입니다.

자유라디칼은 산소에 의해서 생기는 부산물입니다. 이 자유라디칼은 무질서하게 작용하여 많은 병들을 일으키며 암과 순환기질환의 원인이 되기도 합니다. 자유라디칼은 많은 노화 관련 과정에 있어서 중요한 원인들 중 하나로 생각됩니다. 오염과 스트레스가 가득한 일상생활이 엄청난 양의 자유라디칼을 만들어 냅니다. 우리 몸의 '녹슨 양동이'라 불리는 이 자유라디칼은 연결세포 내에 단백질 섬유들을 원치 않는 방향으로 묶어 줍니다. 그 결과 세포의 탄력에 심각한 손상을 받아 피부의 처짐, 주름 그리고 지방층이 사라지는 현상이 벌어집니다. 우리 몸에 활력을 주는 데 필수적인 바로 그 산소가 자유라디칼을 만드는 재료로써 사용된다는 것이 아니러니하지 않습니까? 오랜 시간에 걸쳐 부상과 물리적인 여러 가지 문제점이 많아지면 많아질수록, 묶인 단백질의 양은 많아지고 효소활성의 감소로 인해서 우리 몸은 이러한 단백질 묶임 현상에 저항하기가 어려워집니다.

SOD(Superoxide dismutase) 같은 항산화제와 여러 가수분해효소제(hydrolase)들, 아연, 셀레늄, 비타민 A, C, E 등은 자유라디칼의 피해로부터 우리를 지켜줍니다. 자유라디칼은 세포를 산화시켜서 녹슬게 만들며, 이렇게 상처 받은 세포는 정상적인 대사활동을 할 수 없게 됩니다.

자유라디칼로부터 피해를 입지 않으려면, 태양 아래에서 보호장비 없이 오랜 시간 머무르지 않아야 하며 자외선이나 기타 방사선을 피해야 합니다. 또한 포화지방도 금해야 하고 공해나 배출 가스도 피하고 가능한 한 모든 오염 물질에 노출되지 않는 것이 좋습니다.

돕는 효소

효소를 오랜 기간 복용하면, 묶여진 단백질의 형성을 막거나 제거할 수 있습니다. 따라서 조직의 탄력성을 잘 유지할 수 있게끔 합니다.

사람은 나이가 먹으면 인체 내에 효소량과 효소활성이 줄어들며, 여러 가지 노화의 증후들이 나타나게 됩니다. 한 예로, 흰 머리카락은 타이로시나아제(tyrosinase)라는 효소의 부족으로 생깁니다. 플라스미노겐(plsaminogen)과 플라스민(plasmin)은 혈전의 형성과 파괴의 균형을 유지시키는 데 중요한 효소입니다. 나이가 먹으면 이러한 효소의 생성이 감소하여 혈관 내에 섬유의 일종인 피브린(fibrin)이 침착하게 됩니다. 이러한 침착은 여러 가지 순환기 질환을 유발하여 인체 내 모든 기관에 악영향을 끼치게 합니다.

막스 울프(Max Wolf) 박사와 칼 란스버거(Karl Ransberger) 박사는 효소치료제 분야의 선구자입니다. 그들은 노인을 치료하는 데 단백질분해효소 혼합물과 비타민 E를 사용하였습니다(1972년에 『효소치료(Enzyme Therapy)』라는 그들의 책이 미국 로스앤젤레스에서 출판되었습니다). 효소치료의 장점은 콜레스테롤을 비롯한 혈액 내 지방 농도를 일정하게 유지시켜 주는 것과 혈전을 제거하는 활성이 증가한다는 것입니다.

아름다움이 전부가 아니다

피부는 빨리 노화되기 때문에 많은 사람들이 나이보다도 늙어 보입니다. 피부의 상태가 노화의 증거가 될 수 있는 10가지 이유가 있습니다. 첫 번째 날씨, 두 번째 합성의약품, 세 번째 유전적 요인, 네 번째 영양, 다섯 번째 태양광선, 여섯 번째 순환기 질환, 일곱 번째 흡연, 여덟 번째 스트레스, 아홉 번째 몸무게의 증감, 열 번째 환경오염 등입니다.

효소와 효소의 활성은 우리 피부의 건강과 생명력에 직접적으로 연관되어 있습니다. 효소의 활성과 효소의 숫자가 줄어들면 피부가 노화되어 기미, 주근깨, 주름, 피부 처짐, 탄력이 없어지는 현상들이 일어납니다. 또한 피부는 우리의 건강을 직접적으로 표시해 줍니다.

여러 유전적인 요인이라든가 식습관, 영양분의 흡수, 호르몬, 감정 상태, 독소 제거 효율 등을 종합적으로 나타내 줍니다.

우리가 이미 아는 바와 같이 신선한 음식과 건강보조식품에 들어 있는 효소는 우리 몸으로 하여금 음식물을 더 잘 소화시키고 영양분을 흡수할 수 있도록 만들 뿐만 아니라 유해 물질의 제거 역할도 수행합니다. 우리 몸의 효소가 부족하면 우리가 먹는 음식 속의 영양분들은 흡수되지 않은 채 남아 있게 됩니다. 소화효소들은 이 영양분들을 흡수될 수 있도록 하여 우리의 혈액 속으로 유입시킵니다. 결국 우리 피부가 건강하게 되는 것이지요.

특별한 단백질들은 우리 피부 조직 및 탄력성을 증가시켜 종합적으로 건강을 유지할 수 있도록 해 줍니다. 콜라겐과 같이 존재하는 엘라스틴은 피부의 탄력성을 증가시키고 피부가 부드러움을 유지하도록 합니다. 효소는 자유라디칼을 제거함으로써 노화를 막기도 하며, 단백질이 묶여지는 것을 방지함으로써 노화를 막기도 하고, 피부 조직세포에 혈액을 원활하게 공급하여 보다 영양이 풍부한 피부로 바꾸는 데 일조합니다. 효소는 또한 순환기를 원활하게 하는 데 도움을 주며 이것이 노화를 더디게 하는 한 방법이 됩니다.

효소와 다이어트

미국인들은 하루 섭취 칼로리의 36%를 지방으로부터 얻고 있습니다. 더 심각한 것은 이 지방의 13%가 포화지방이라는 데 있습니다. 따라서 전체 미국인의 26%가 과체중이고 비만이라는 것은 전혀 놀라운

일이 아닙니다.

1991년 미국 보건복지부의 『Healthy People 2000』 보고서에는, 과체중이 혈액 내 콜레스테롤 농도의 증가, 고혈압, 인슐린 비의존성, 당뇨 및 심장질환 등과 관련이 있다고 서술되어 있습니다. 과체중은 담석증과 몇몇 암과도 관련이 있으며, 과체중은 골관절염의 진행과 밀접한 관계가 있습니다.

과체중에 관하여 잘 알려져 있지만, 완전히 이해할 수 없는 한 가지 사실은 인슐린의 저항성입니다. 인슐린 저항성이란, 인슐린이 어떤 특정한 조직에 작용할 수 없다는 것입니다. 여러 가지 이유로 비만인 사람의 세포조직은 인슐린에 무감각해지게 됩니다. 근육조직, 지방조직, 간조직, 뇌조직 등이 그 예입니다.

따라서 인슐린 저항성은 비만인 사람들에게 흔히 존재하는 것으로서 비만인 사람들의 근육이나 간, 뇌에 지방이 축적되는 것은 그러한 이유 때문입니다. 최근 연구에 따르면 만일 우리가 인슐린 조절 능력을 증가시킬 수 있다면 당뇨병을 더 쉽게 치료하고 체중 감량을 어렵지 않게 할 수 있을 것입니다. 인슐린 저항성은 당뇨, 낭창, 비만, 난소 질환 및 다른 자가면역 질환에 있어서 광범위하게 퍼져 있습니다. 관상동맥 질환의 위험 요인 연구에 따르면, 혈당 농도는 정상이고 인슐린 농도가 정상인 사람보다 높은 사람은 관상동맥 질환에 걸릴 가능성이 더욱 더 높다고 합니다.

그러나 인슐린 저항성은 겉으로는 건강하지만 잠재적으로 병에 걸릴 위험성을 가지고 있는 사람들에게도 영향을 끼칠 수 있습니다. 그러면 무엇 때문에 인슐린 저항성이 생기게 될까요? 크롬은 우리 몸의 포도당 대사에 관여하는 효소의 활성을 증가시킵니다. 따라서 생물학적으로 유용한 크롬이 부족하면 인슐린 저항성이 생기게 됩니다. 크롬 부족의 원인은 첫 번째 크롬의 섭취량이 불충분하고, 두 번째 크롬의 손실량이 너무 많기 때문이며, 세 번째 우리 몸이 크롬을 생물학적으로 활성을 지닌 혈당내성인자(glucose tolerance factor, GTF)의 형태로 바꿀 수 없기 때문입니다. 우리 몸이 이용할 수 있는 크롬을 GTF라고 하는데, 이 미네랄 크롬은 우리 몸속에서 주로 인슐린과 함께 작용하는 역할을 합니다. 과학자들은, GTF가 인슐린으로 하여금 세포막의 인식 부위에 작용하여, 조직을 합성하고 에너지를 생산하는 아미노산과 포도당을 세포 내부로 이동시키는 것을 돕는다고 믿습니다.

인슐린이 효과적으로 작용하지 못할 경우에 우리 몸은 더 많은 인슐린을 생산하려고 하고 결국 인슐린 과다증(혈액 내의 인슐린 농도가 너무 높은 병)으로 발전하게 됩니다. 인슐린 과다증은 LDL(저밀도지단백)콜레스테롤 농도를 증가시키고 HDL(고밀도지단백)콜레스테롤을 감소시키며 혈압을 올리고 지방저장량을 증가시켜서 심장병을 일으킬 위험이 높습니다.

모든 인슐린 저항증이 크롬의 부족으로부터 생기는 것은 아니지만 크롬 부족으로 생기는 인슐린 저항증으로 고생하는 분들은 크롬을 섭취함으로써 도움을 받을 수 있습니다.

에너지 요구

우리는 나이가 먹을수록 필요한 에너지량이 줄어드는데 이것은 아마도 우리의 신체적인 활동이 줄어들기 때문일 것입니다. 그러면 어떤 것이 먼저일까요? 에너지가 줄어드는 것이 먼저일까요, 신체적인 활동이 줄어드는 것이 먼저일까요? 나이가 먹으면 신진대사 속도가 느려지고 우리 신체를 이루는 물질의 양이 감소합니다. 노인들이 정상체중을 유지하기 위해서는 음식을 덜 먹어야 합니다. 미국 백악관의 영양조정위원회(혹은 식사량위원회)에 따르면, 51세부터 에너지 공급을 위한 음식 섭취를 조금씩 줄여야 한다고 합니다. 그러나 노인들은 먹는 음식량에 비해 활동적이지 않기 때문에 흔히 과체중이 되게 쉽지요.

이러한 경향을 어떻게 바꿀 수 있을까요? 운동을 더 많이 하고 올바르게 섭취하고 식사의 내용을 효소가 풍부한 음식으로 바꾸어야 합니다. 그렇게 한다면 하루 종일 하고 싶은 모든 일을 할 수 있는 에너지를 가질 수 있으며 소화기능도 나아질 것입니다(소화불량은 만병의 근원입니다). 위에서 언급한 정부의 지침에 따르면, 복합탄수화물과 섬유소가 풍부한 음식을 늘려야 한다고 합니다. 야채와 과일은 하루에 5~6차례, 잡곡류는 6번 이상 섭취하는 것이 좋다고 합니다.

콩을 비롯한 야채, 과일과 잡곡은 복합탄수화물과 섬유소가 풍부한 음식이고 효소와 비타민, 미네랄도 풍부하게 들어 있습니다. 또한 이들 음식은 지방함유량이 일반적으로 낮습니다. 이러한 종류의 식사를 하게 되면 다양한 건강상의 혜택을 누릴 수 있으며, 『Healthy

People 2000』 보고서에 따르면 여러 종류의 암에 걸릴 위험성을 낮추어 준다고 합니다.

한편, 수백만 명의 미국인들은 갑작스러운 체중 증가와 체중 감소 때문에 전쟁을 하고 있습니다. 도대체 어떤 이유 때문에 이런 일들이 벌어지고 있는지요? 왜 어떤 사람들은 몸무게가 늘지 않고, 왜 또 어떤 사람들은 몸무게가 줄지 않을까요? 이 질문에 대한 해답은 바로 효소가 가지고 있습니다.

효소가 모든 생체반응의 촉매라는 것을 우리는 이미 알고 있습니다. 효소는 모든 대사과정을 시작하며 따라서 머리끝부터 발끝까지 연속되는 모든 활동을 시작하는 데 필요합니다. 우리의 뇌 속에는 식욕을 조절하는 중추인 시상하부가 자리하고 있습니다. 만약 시상하부가 올바르게 작동하면 우리는 쉽게 몸무게를 뺄 수 있습니다. 왜냐하면 우리가 식사를 할 경우에 필요 이상으로 먹지 말라는 신경신호를 전달 받기 때문이지요.

비만에 있어서 지질과 탄수화물 대사의 혼란은 이론적으로 아주 잘 정립되어 있습니다. 고단백질 식사는 단백질분해효소의 유도를 증가시키며, 고탄수화물 식사는 탄수화물분해효소의 유도를 증가시킵니다. 일본에서 행한 한 연구는 날씬한 사람과 비만한 사람의 췌장에 존재하는 효소의 혈액 내 잔류량을 확인하였습니다. 이 실험결과에 따르면, 혈액 내 존재하는 아밀라아제와 트립신(리파아제는 예외)의 양은 날씬한 사람이 비만한 사람보다 높았습니다. 낮은 혈중 아밀라아제는 저단백질, 저지방, 저탄수화물 공급과 관련이 되어 있는 반면, 낮은 혈중 트립신은 저탄수화물 공급과 관련되어 있습니다. 비만인 사람이 체중을 줄이게 되면 혈중 아밀라아제 농도가 증가한다고 보고되어 있습니다.

왜 어떤 사람들은 그만 먹으라는 신호를 감지하지 못하고 비만이 되며, 왜 어떤 사람들은 먹으라는 신호를 감지하지 못해 식욕 부진에 걸릴까요? 때때로 신경세포가 충분한 영양을 공급받지 못해 손상을 받으며, 건강한 세포들은 그 활력을 유지하는 데 어려움을 겪고 있습니다.

그렇다면 시상하부는 어떻게 우리가 배고픈지 또는 배부른지를 감지할 수 있을까요? 신경전달물질인 화학물질이 우리가 섭취하는 영양분으로부터 뇌 안에서 만들어집니다. 이 화학물질은 허기지거나 포만감의 신호를 뇌의 시상하부로 전달합니다.

모든 것이 올바로 작동하면 그리고 신경전달물질이 충분히 영양을 공급 받으면 몸무게는 항상 일정하게 유지됩니다. 비만이나 왜소함은 이러한 신경전달물질들이 충분히 공급 받지 못하기 때문에 생깁니다. 뇌는 뇌의 모세혈관의 혈액을 통해 우리가 섭취하는 영양분으로부터 신경전달물질을 합성합니다. 건강한 식사를 하지 않으면 신경전달물질이 충분히 공급될 수가 없습니다.

• 신경전달물질의 조절과 공급

우리가 섭취하는 영양분으로부터 신경전달물질을 공급하려면 6가지 요인이 충분히 고려되어야 합니다. 효소, 조효소, 포도당, 비타민, 미네랄, 아미노산 등이 바로 그것입니다.

효소는 인체 내에 모든 화학반응을 일으키게 만드는 물질로서, 앞서 설명한 뇌와 관련된 체중 조절에 특히 중요합니다. 효소는 우리가 먹는 단백질의 산물인 아미노산으로 이루어져 있습니다. 이들 아미노산은 신경전달물질의 전구체로서 단백질을 적절히 소화 흡수할 경우에 혈액 내에서 발견됩니다.

대표적인 아미노산에는 트립토판(tryptophane)과 타이로신(tyrosine)이 있습니다. 이 두 아미노산은 세로토닌이라 불리는 신경전달물질과 매우 긴밀히 작용합니다. 단백질 섭취 후 트립토판이 빠른 속도로 뇌로 흡수되면 세로토닌이 합성됩니다. 세로토닌은 쥐와 비만한 사람의 경우에 탄수화물 소비를 억제시킵니다. 반대로 몸속의 세로토닌 농도가 낮으면, 사람들은 더 많은 탄수화물을 원하게 되고 단백질은 적게 원하게 됩니다. 만약 우리 몸의 균형이 무너지게 되면 어떤 사람은 탄수화물을 굉장히 갈망할지도 모릅니다.

불행하게도 지금까지 비만에 대한 치료제가 개발되어 있지 않습니다. 하지만 과학자들은 비만의 몇몇 원인을 밝혀냈습니다. 예를 들어 효소가 부족하게 되면 제일 먼저 피로감과 노화, 체중 증가가 발생하게 됩니다. 관련 연구로부터 확실히 알 수 있는 사실은 우리가 식습관을 잘 조절하여 단백질, 비타민, 미네랄, 효소를 적당히 섭취하면 우리의 생명은 연장되고 활동력은 증대된다는 것입니다.

신선한 과일과 야채는 섬유소를 충분히 함유하고 있어 포만감을 주며 그 속에 포함된 복합탄수화물은 뇌로 하여금 세로토닌의 분비를 일으키게 합니다. 이들 음식에는 효소도 물론 풍부하게 들어 있습니다.

또한 규칙적인 운동은, 최적의 인체 구성을 유지하도록 돕고 필요한 경우 체중을 쉽게 줄이게 해 줍니다. 또한 근력의 효능을 높여 주고 호르몬 분비를 효율적으로 하게 해 줍니다. 더불어 인체 에너지를 방해하는 젖산의 생성을 줄이고, 심장과 폐 등 순환기를 강하게 해 줍니다. HDL콜레스테롤을 LDL콜레스테롤보다 높게 만들고 혈액 내 지방산의 일종인 트리글리세라이드(triglyceride)를 줄여 줍니다. 운동은 기초대사율을 높이고 식욕을 쉽게 조절할 수 있게 합니다.

효소와 상처

염증은 상처 혹은 감염으로부터 생기는 아주 고통스러운 증상입니다. 사실 어떤 것이든 몸의 조직에 상처를 입히면 염증이 유발됩니다. 영어 단어에 '-itis'로 끝나는 단어는 염증을 표현하는 말입니다. 예를 들면, 관절염은 영어로 'arthritis'이고 맹장염은 'appendicitis'입니다. 'dermatitis(피부염)'나 'pancreatitis(췌장염)' 등도 염증을 표현하는 단어입니다. 이러한 염증은 효소의 공급을 수반합니다.

염증이 진행되는 과정은 치료가 완결되기 위해서 꼭 필요합니다. 제일 먼저 반응이 일어나고 다음 치유가 되며, 마지막으로 손상 부위가 새롭게 바뀝니다. 이 세 과정은 모든 감염에 있어서 동일하며 때때로 각 과정 간에 중복이 있기도 합니다.

감염의 과정은 여러 효소들에 의해서 지배됩니다. 특히, 감염 후

남은 부상 부위를 제거하고 새로운 피부로 재생시키기 위해서는 우리 몸의 단백질분해효소가 필요합니다. 따라서 이러한 효소들을 별도로 섭취하는 것은 이러한 치유과정을 보다 빠르게 진행시킬 수 있습니다. 효소는 여러 병리학적인 과정이 퍼지는 것을 막고 감염이 지속되는 것을 막습니다. 효소는 심지어 혈전을 분해하기도 합니다.

단백질분해효소의 효과
단백질분해효소들은, 면역체계를 억제시키지 않고도 염증을 막을 수 있습니다. 그러나 많은 약물들은 염증을 억제하기 위해 우리의 면역체계를 억제하는 작용을 합니다. 또한 단백질분해효소는 고통과 부종을 감소시키며, 색전물질의 형성을 막고 색전물질을 용해합니다. 혈액 공급을 증진시켜 상처 입은 조직에 영양을 공급하고 혈액 순환을 돕는 것도 단백질분해효소의 역할입니다.

효소치료법을 사용하면, 고통이 빨리 멈추고 감염기간이 급격하게 감소됩니다. 또한 부상 부위의 치료가 빨리 완결되었으며 상처 자국도 현저히 줄어들었습니다. 만약 에어로빅을 하거나 축구를 하다가 관절을 다쳤을 경우, 그것이 급성이든 만성이든 아연과 플라보노이드, 비타민 C 등의 다른 영양소와 더불어 단백질분해효소를 충분히 섭취하면 여러 가지 도움을 얻게 됩니다. 부상으로부터 회복 속도가 굉장히 빨라지고 근육통이 없어지며 붓기가 쉽게 가라앉고 최소화됩니다.

만성 질환과 자가면역 질환

자, 이제 만성 질환을 살펴봅시다. 만성 질환이란, 계속되거나 간헐적으로 발병하는 즉 완전히 없어지지 않는 관절염, 여러 경화증(동맥경화 등), 후천성 면역결핍증(AIDS/HIV), 헤르페스(herpes) 포진(입술 주변에 생기는 염증) 등을 가리킵니다.

이러한 만성 질환의 중요한 두 가지 요인은 만성 감염과 면역체계 이상입니다. 급성 감염은 반응·치료·재생의 연속 과정으로 반드시 치료해야 합니다. 그러나 만성 감염은 훨씬 복잡하고 여러 병리학적인 과정뿐만 아니라 약해진 면역체계가 그 원인이 되기도 합니다. 만성질환의 두 번째 요인은 면역체계의 이상입니다. 면역체계는 박테리아, 바이러스, 곰팡이, 기생충 그리고 다른 항원 등의 외부 침입 물질로부터 세포와 기관이 우리 몸을 지키기 위한 아주 복잡한 구조 및 과정입니다. 면역체계가 잘못 작동되면 알레르기, 관절염, 암, 에이즈 등의 만성 질환을 일으킬 수 있습니다.

면역체계의 중심에는 자기 자신의 것과 남의 것을 구별할 수 있는 능력이 자리 잡고 있습니다. 거의 모든 인체 세포는 자기 자신의 것과 남의 것을 구별할 수 있는 능력이 있습니다. 따라서 인체의 면역체계는 자기 자신의 것은 공격하지 않습니다. 대신 면역세포와 다른 인체 세포는 평화롭게 공존하게 됩니다. 이것을 자가내성(自家耐性, self tolerance)이라고 합니다. 하지만 면역체계가 외부로부터 침입한 물질을 만나게 되면, 면역세포들은 이 침입자들을 제거하기 위해서 빠르게 움직입니다. 그런데 인체 내에 면역체계가 잘못 작동하면, 자기 것과 남의 것을 잘못 구별하여 잘못 명령된 면역 공격을 하게 됩니다. 그 결과 류머티스 관절염, 피부홍반 혹은 낭창 등 자가면역 질환이 생기게 됩니다.

면역복합체

면역복합체(immune complexes, IC)는 항원과 항체가 상호 결합된 덩어리를 가리킵니다. 정상적인 조건에서는 이 면역복합체가 마크로파지(macrophage, 대식세포)에 의해 쉽게 제거됩니다. 그러나 어떤 경우에 있어서는 이 면역복합체가 계속 혈액 속을 순환하다가 신장, 폐, 피부, 관절 혹은 혈관 조직에 갇히게 됩니다. 그렇게 되면 갇힌 곳에서 감염이 일어나 조직이 손상 받게 되는 것입니다.

면역복합체는 많은 병의 원인이 됩니다. 때때로 말라리아나 바이러스성 감염에 있어서 미미한 그러나 지속적인 감염을 일으킵니다. 면역복합체는 곰팡이 등의 외부 항원에 반응하여 생성되기도 합니다. 흔히 자가면역 질환자에게 생성됩니다.

면역복합체에 의해서 생기는 여러 자가면역 불균형은 신체 내 여러 장기에 장기간 영향을 끼칩니다. 폐에서는 폐섬유종을 일으키고 췌장에서는 만성 반복성 췌장염을 일으킵니다. 만성 류머티스 관절염 등의 류머티즘 질환과 여러 장염 질환은 흔히 나타나는 자가면역 불균형 현상입니다.

일반적으로 면역체계는 면역복합체를 삼킨 후 효소를 이용해 분해시키는데, 실제는 약간 다르게 진행됩니다. 최근의 연구들은 효소를 이용한 치료방법이 병을 일으키는 면역복합체를 파괴하거나 제거하여 인체에 내부 방화체계를 견고히 하고, 감염의 치유를 증대시켜 우리 몸의 상태를 보다 빨리 회복시키는 것이 가능하다는 것을 증명하였습니다. 가수분해효소로 이루어진 효소혼합물은 우리 조직 속에 쌓인 면역복합체를 작은 크기로 파괴하여 혈액 내에서 제거가 가능하도록 합니다.

암과 싸우는 효소

암은 미국에서 사망 원인 중 두 번째인 질병으로 다섯 명의 사망자 중 한 명이 암으로 사망하고 있습니다. 최근에는 암에 걸리는 연령이 더욱 낮아지고 있으나, 조기에 발견하면 암을 막거나 치료할 수 있지요.

암에는 매우 다양한 종류가 있으나, 몇몇 암이 전체 암과 관련된 질환 및 사망의 50% 이상을 차지하고 있습니다. 2000년대 들어 암 사망률 중 1위는 폐암(28%)이었고, 2위는 결장암(12%), 유방암(9%), 전립선암(6%)순이었습니다. 암으로 인한 사망률은 나이가 많아짐에 따라 증가합니다. 가장 높은 증가율을 보이는 것은 폐암으로 인한 사망률입니다. 비종양성 피부암은 미국에서 가장 흔한 암으로, 매년 60만 건가량의 발병이 보고되고 있으며, 이 수치는 전체 암의 1/3에 해당합니다.

생활 습관, 환경 그리고 유전적 요인 등이 개별적 혹은 복합적인 원인으로, 암이 발병할 수 있는 원인은 증가하고 있습니다. 식사로 인한 암 발병률은 전체 암 사망자의 35%로 추산되고 있으며, 담배로 인한 암 사망률은 30%로 추정됩니다. 이 외에 암을 일으키는 요인으로는 생식이나 성적 행동 요인(7%), 직업(4%), 술(3%), 지형적 요인(3%), 공해(2%), 산업 제품(1%), 약과 의학적 처방(1%) 등을 꼽을 수 있습니다. 지방의 섭취와 흡연을 줄이고 과일과 야채, 곡물, 식이섬유의 섭취를 늘리면 암에 걸릴 확률을 감소시킬 수 있으며 궁극적으로 암으로 인한 사망을 막을 수 있습니다.

그러면 암을 치료하는 데 효소의 역할은 무엇일까요? 암의 종류가 무엇이든지 간에 그리고 그것이 어떤 암인지 알 수 있든 없든 간에 효소는 암의 치료에 기여할 수 있습니다.

암 치료에 효소를 이용한 것은 20세기 초부터입니다. 스코틀랜드의 발생학자 존 비어드(John Beard) 박사는 효소와, 효소가 생식과 성장에 미치는 영향에 대해서 연구하였습니다. 그는 성장 과정에 있어서 효소의 중요성을 알고 있었으며, 암이란 것이 성장이 조절되지 않는 세포라는 것을 알고 있었기 때문에 암의 발생에 효소의 부족이 관여한다는 것을 추측할 수 있었습니다. 그는 췌장 추출물을 이용하여 암을 치료하였으며, 췌장 추출물이 암세포의 성장을 저해한다는 것을 발견했습니다. 어린 동물은 대부분의 에너지를 성장하는 데 사용하므로 젊은 동물들에게는 아주 강력한 성능의 효소가 있다고 믿었습니다. 갓 태어난 양과 돼지, 염소의 췌장을 취한 뒤 갈아서 여과하여 농축된 효소액을 얻었습니다.

비어드 박사는 이 신선한 췌장액을 암환자의 정맥 혹은 엉덩이에 주사하였습니다. 그는 가능한 한 췌장액을 암세포에 직접 주사하려고 시도했습니다. 그의 이론은 동료들에 의해 저항을 받았습니다. 그러나 그는 기가 꺾이지 않았습니다. 그가 돌보고 있던 환자의 대부분이 말기 환자였기 때문에 그는 아주 작은 호전반응이라도 일어나기를 기대했습니다. 비어드 박사는 효소를 사용했을 경우, 암세포의 성장이 억제되었으며 암환자가 더 오래 생존하는 것을 목격하였습니다.

이와 같은 방법으로 170명의 환자를 치료하였으며, 그 결과로 『암세포의 효소치료와 그 과학적 근거(The Enzyme Treatment of Cancer and Its Scientific Basis)』라는 책을 저술하였습니다. 이 책은 이후 만성 질환의 치료에 효소를 이용하는 분야의 기초가 되었습니다.

1950년대 초, 막스 울프 박사는 동료인 헬렌 베니테즈(Helen Benitez) 박사와 같이 효소를 이용하여 정상 세포는 건드리지 않고도 암세포를 치료하여 효소가 가장 효과적인 암세포 분해 물질이라는 것을 발견하였습니다.

또한 울프 박사는 효소를 단독으로 사용할 때보다 여러 효소를 혼합하여 사용할 때 상승 효과를 일으켜 암을 치료하는 데 보다 더 효과적이라는 것을 알아냈습니다. 그는 여러 가지 효소를 이용하여 25년간 5만 명의 암환자를 치료하였습니다. 그가 발견한 가장 효율적인 효소 조합은 소의 췌장, 염소의 흉선, 다양한 완두콩(peas), 렌즈콩, 파파야, 만니톨이었습니다.

항상성

암은 어떻게 발생합니까? 암세포의 형성은 여러 가지 다양한 요인에 기인합니다. 인체 내에서 세포분열은 어떤 화학반응이나 물리적 반응에 의해서 방해를 받습니다. 작은 세포의 구조 변화는 새로운 단백질 생산에 영향을 미칩니다. 이러한 비정상적인 세포로부터 암세포가 생기는 것입니다.

암세포의 성장은 조절되어지지 않아서 더 이상 우리 몸의 방어 시스템에 속해 있지 않습니다. 긍정적인 면으로는 이러한 비정상적인 세포들이 가진 비정상적인 구조 때문에 외부 물질로 간주되어 효소를 만들어낸 그 세포를 우리 몸의 면역세포가 공격하여 파괴하는 것이지요.

다음으로 생명의 균형에 관한 것입니다. 일정한 순간에도 우리의 몸은 수천 개의 암세포를 가지고 있습니다. 그러나 이 사실이 우리가 암에 걸렸다는 것을 의미하는 것은 아닙니다. 인체 내에 존재하는 쇠퇴한 세포들은 인체 방어체계에 의해서 계속적으로 발견되어 마크로파지에 의해서 제거되거나 항체에 의해서 공격 받게 됩니다. 결국, 암세포들은 이러한 공격 과정에서 생성되는 효소들에 의해 분해됩니다.

항상성은 유지됩니다. 즉, 생성되는 암세포와 파괴되는 암세포 사이에는 평형이 존재합니다. 새로운 암세포가 많이 생길수록 그만큼 많은 암세포가 발견되고 파괴됩니다. 암으로 진행이 가능한 부암세포가 생존하지만 그들은 단지 핏속을 목적 없이 떠돌 뿐입니다. 암세포는 부착되어질 세포를 찾지 못하고 죽어 갑니다.

우리의 방어체계가 약해지면 우리 몸속에 침입한 적들을 잘 방어할 수 없게 됩니다. 그러므로 많은 암세포들이 공격을 받지 않은 채로 남아 있게 됩니다. 이 암세포들은 여러 세포벽들에 붙어서 자신을 숨기고 복제하여 위험을 야기합니다. 암세포들은 우리 인체의 방어 시스템이 자신들을 파괴한다는 것을 알고 있습니다. 암세포들은 자신들을 두껍고 끈적끈적한 섬유질 벽으로 위장하여 우리 인체 방어 시스템으로 하여금 인식하지 못하도록 합니다.

그러한 끈끈한 암세포들은 혈관벽 어느 곳에나 달라붙어 자기 자신을 더욱 더 많은 섬유소로 감싸며 개체 수를 늘려갑니다. 이런 식으로 수백만 개의 암세포들이 형성되며 예측할 수 없게 혈관벽을 통과하고 조직으로 침투하여 우리 몸을 죽이게 됩니다.

특정 효소가 부족하면 암세포가 자랄 수 있는 원인이 됩니다. 어떤 효소들은 암세포로부터 섬유소 부분을 떼어내는 역할을 합니다. 이렇게 되면 마크로파지나 전체 면역 시스템에 의해서 암세포가 파괴될 수 있는 여지가 생깁니다. 만일 당신에게 어떠한 효소가 부족하다면 암은 자랄 수 있습니다. 중요한 효소의 존재는 암세포의 성장을 막을 수 있습니다. 따라서 암세포가 몸속에 생길수록 더 많은 효소가 필요한 것입니다.

거친 아이들처럼 암세포들은 거칠 것이 없습니다. 암세포들은 또한 교묘하고 현명해서 면역 시스템을 속이기 위한 모든 방법을 총동원합니다. 암세포는 그들의 존재를 면역 시스템에 알리지 않기를 원합니다. 또한 암세포들은 그들을 감싸고 있는 섬유소 코팅을 효소가 분해하지 못하도록 합니다. 암세포의 목적은 효소와 면역 시스템의 접근을 막는 것입니다.

앞서 기술한 바와 같이 암 항원과 우리 몸의 항체가 합쳐지면 면역복합체가 형성됩니다. 언제나 존재하는 마크로파지는 이 면역복합체를 집어삼켜서 면역복합체의 숫자를 일정하게 유지합니다. 그러나 만일 우리가 가지고 있는 마크로파지가 성능이 떨어지거나 숫자가 줄어들면 그들은 자신의 역할을 다할 수 없게 됩니다. 이렇게 되면 분해되지 않은 면역복합체가 피와 혈관에 남게 됩니다.

암 괴사인자

어떤 박테리아들은 마크로파지(암세포를 공격해서 파괴하는 인자를 배출하는 역할을 함)를 자극하는 물질을 생산합니다. 이러한 생각은 원래 백여 년 전에 윌리암 콜리 박사에 의해서 발견되었습니다. 이 물질을 암 괴사인자 혹은 종양괴사인자(腫瘍壞死因子, tumor necrosis factor, TNF)라고 하는데 암세포를 선택적으로 공격할 뿐만 아니라 바이러스에 의해서 감염된 세포들도 공격합니다. 우리 몸이 박테리아나 곰팡이, 바이러스에 감염되면 면역체계가 취하는 한 가지 행동이 이 TNF를 배출하는 것입니다.

우리의 면역체계는 장기간에 걸친 항생제, 부신피질호르몬제제, 항염제의 사용 때문에 많이 약해져 있습니다. 이러한 약물의 과도한 사용은 우리 몸의 암세포와 바이러스를 파괴할 수 있는 자연치유력을 실질적으로 약화시킵니다.

생약 제재를 처방하는 많은 의사들은 경미한 감염의 경우에 별도의 약 처방 없이 자연적으로 낫도록 놓아둡니다. 체온을 약간 낮추는 것만으로도 병원균에 대항해서 싸우는 면역체계를 방해할 수 있습니다.

우리의 몸은 박테리아나 바이러스의 감염이 없이도 소량의 TNF를 배출하기도 합니다. 우리가 섭취하는 음식 중에 몇몇 식물 성분이 이러한 배출을 자극합니다.

과학자들은 암과 대항해서 싸우는 가장 좋은 방법은 자연요법을 통해서 몸의 상태를 유지하는 것이라고 알고 있습니다. 따라서 현재 미국에서는 매년 수백만 달러의 돈이 안전하고 효율적인 새로운 자연 물질들을 찾기 위해서 사용되고 있습니다.

암을 치료하는 효소들

많은 과학적 논문들은 다양한 형태의 암치료에 효소치료가 사용될 수 있음을 보여 왔습니다. 이들 논문들은 효소치료에 흥미를 가지고 있는 의사들과 환자들에게 유용한 정보를 제공합니다. 예를 들어 비엔나 대학(빈 대학교)의 오스트리아 암연구소 루시아 대서(Lucia Theaser) 박사는 암환자에게 마크로파지 TNF 배출을 증가시키기 위하여 효소혼합물을 사용했습니다. 대서 박사는 세포를 효소로 처리하여 효소혼합물과 개별 효소들이 상당한 양의 TNF를 배출케 한다는 것을 알아냈습니다.

대서 박사의 연구 이후 많은 연구들이 효소에 의해 분비된 TNF와 암세포 치료와의 관계를 연구하고 있습니다. 또한 TNF의 분비는 암세포에 따라서 효소의 주입량이 달라지는 것을 요구하기도 합니다. 한 예로 어떤 암세포는 효소혼합물을 조금만 사용해도 완전히 사멸하는 반면, 어떤 암세포는 많은 양의 효소를 장기간 사용해야 효과를 볼 수 있습니다.

로키탄스키(Karl von Rokitansky) 박사는 암 관련 외과수술을 하거나 암세포 주위에 항암약물을 주입할 경우, 이러한 시술 전에 가수분해효소들로 사전에 치료하는 것을 권장하고 있습니다. 그의 경험에 따르면 사전 효소 처리는 인체의 암세포에 대한 방어기작을 증가시킨다고 합니다.

또한 하인리히 베르바(Heinrich Berba) 박사에 따르면 효소치료는 암질환의 예방, 치료에 중요한 위치를 차지하고 있습니다.

로키탄스키 박사는 효소요법을 수술이나 화학치료방법과 병행하여 사용하면 매우 효과적이라고 합니다. 그 이유는, 암세포는 정상 세포보다 가수분해효소에 더욱 민감하고, 효소가 암세포를 감싸고 있는 섬유소를 녹여 인체의 방어체계가 더 잘 방어하도록 하기 때문입니다. 또한 효소는 암세포의 접착성을 감소시켜 암세포의 형성을 방해합니다.

여러 병원에서 암 치료기간 동안 효소요법은 그 중요성이 높아지고 있습니다. 독일, 이탈리아, 프랑스, 그리고 미국의 수많은 종양학자들은 이 효소의 중요성에 대하여 잘 알고 있습니다.

방사선치료와 화학치료에 효소 투입을 병행하면 훨씬 더 적은 양으로도 동일한 효과를 볼 수 있습니다. 또한 투입하는 효소량을 증가시키면 방사능으로부터 우리 몸을 보호할 수 있을 뿐만 아니라 화학요법의 부작용으로부터도 우리 몸을 지킬 수 있습니다.

수술이나 방사선치료, 화학요법이 불가능할 경우에는 효소요법이 고통을 경감시키는 효과를 가지게 됩니다. 효소 알약을 섭취하는 것 말고도 효소혼합물을 암세포에 직접 투입하는 것이 가능합니다. 이러한 직접 투입은 암세포를 완전히 분해시키고 암환자들의 기분을 좋게 만들기도 합니다. 환자들이 식욕을 되찾거나 몸무게가 증가하고 우울증에 걸리는 것을 막기도 하여, 육체적·정신적으로 상당히 활기차게 됩니다.

효소들은 많은 암세포의 증가를 상당히 감소시키며, 더 나아가 암세포의 재출현도 억제합니다. 이렇게 되면 이러한 나쁜 조직들이 방사선에 더욱 더 민감하게 되어 방사선으로 인한 고통 혹은 부작용이 줄어들게 됩니다. 수술과 함께 효소요법을 사용할 경우 수술 후의 통증과 출혈을 감소시켜 줍니다. 말기 암환자에 있어서 이러한 고통의 감소는 여러 강력한 약물의 사용을 없애게 하여 환자로 하여금 보다 더 인간적으로 마지막 날을 맞이할 수 있게 합니다. 효소요법은 다른 여러 가지 형태의 치료법과 같이 사용할 때에 유용합니다. 효소는 다양한 질환에 대하여 효과적이며 이러한 질환에는 자궁암, 유방암, 피부암, 위암, 대장암 기타 연결조직의 종양과 백혈병 등을 포함합니다.

순환기 회춘 물질

통계를 보면, 유럽에서만 연간 약 200만 명이 심혈관질환으로 사망했

〈표 2〉국외 효소치료 관련 기관

효소치료 기관	기관 정보
할렐루야 에이커재단(Hallelujah Acres Foundation) (www.hacres.com)	미국 소재 기관. 13553 Vantage Hwy, Ellensburg, WA 98926, USA.
메이요 병원(Mayo Clinic) (www.mayoclinic.org/pancreatitis-jax/)	미국에서 굉장히 유명한 플로리다 잭슨빌 소재 병원. 췌장염의 치료를 위해 효소치료법을 사용하고 있음. 국내 의사들도 메이요 병원은 모두 알고 있을 것이며, 무척 우수한 종합병원으로 알려져 있음.
Arbutus Acupuncture & Massage Therapy Clinic (www.hyosokor.com)	캐나다의 대체의학 병원. #260-2025 West 42nd Avenue, Vancouver, BC V6M 2B5
Wolfe Clinic (www.thewolfeclinic.com)	미국 소재 병원.
Aarhus Clinic (www.holistic-medicine.dk/findvej_e.html)	덴마크 소재 병원.
Zedek Medical Center	Stavtrupvej 7A, DK-8260 Viby J, Denmark 이스라엘 소재 병원, 효소치료 및 고셔병 전문병원. Ari Zimran, M.D., Gaucher Clinic, Shaare P. O. Box 3235, Jerusalem 91031, Israel

습니다. 통계청의 2006년도 사망통계에 의하면 심뇌혈관 사망률은 우리나라에서 암(26%) 다음으로 높은 사망률을 차지하고 있습니다. 심혈관질환은 노년층에만 국한된 것이 아닙니다.

심혈관질환은 사망과 관련된 내용뿐만 아니라 불구에 관한 것으로서도 중요합니다. 고콜레스테롤과 관상동맥 심장병은 직접적으로 연관되어 있습니다. 한 연구에서 혈중 콜레스테롤 농도를 9% 감소시켰

더니 관상심장질환 발병률이 19% 감소하였습니다. 현재 6천만 명의 미국인들이 고콜레스테롤로 인하여 의학적 조언을 받고 있으며, 그 치료요법으로 식이요법을 권고 받고 있습니다. 효소가 이 식이요법에 도움을 줄 수 있습니다.

혈액순환, 우리 몸의 생명선

우리 몸을 이루고 있는 구성요소 중에 가장 환상적인 것은 순환기 체계입니다. 몸 그 자체처럼 순환기 체계는 확인과 균형의 연속입니다. 순환기 체계가 방해를 받으면 고혈압, 고콜레스테롤, 동맥경화 등의 질환이 생깁니다. 이뿐이 아닙니다. 암세포가 형성되거나 색전물질이 증가하거나 동맥경화가 발생하기도 합니다. 색전에 의한 심장질환과 같은 이러한 순환기질환들은 서구의 중년과 노년에게 가장 중요한 단일 사망 원인입니다.

콜레스테롤, 지방관 벽

동맥질환에 있어서 가장 중요한 요인은 콜레스테롤과 다른 지방물질들이 혈관벽에 축적된다는 것입니다. 이 증상이 발전하면 동맥경화증이 됩니다.

　모든 동맥의 관벽은 섬유소의 얇은 필름으로 덮여 있습니다. 섬유소를 합성하는 동안 섬유소의 침전과 분해는 평형 상태로 존재하고 있습니다. 이 평형이 유지될 동안에는 동맥순환은 안정적으로 유지됩니다. 그러나 이 평형이 깨지면 상당량의 섬유소와 지질이 남게 됩니다. 혈관벽이 늘어나고 지질과 섬유소가 계속 침착하게 됩니다. 혈관 입구가 좁아지게 되면 혈액 공급이 줄어들게 됩니다. 이러한 불균형은 많은 병들이 생기게 하는데, 간헐적인 심장마비나 흉부염증 등을 일으키며 특히, 흡연자의 혈액순환에 중대한 영향을 끼칩니다.

콜레스테롤은 모든 심장질환의 가장 중요한 적으로 알려져 왔으나 사실 콜레스테롤은 세포막의 중요한 구성 성분이며 많은 호르몬의 전구체입니다. 콜레스테롤은 우리 몸이 만드는 지방물질로서 매일 음식물로써 섭취하고 있습니다.

콜레스테롤 수치는 매우 중요합니다. 콜레스테롤이 모자라면 건강이 위험합니다. 그러나 대부분의 경우 혈액 속의 콜레스테롤의 농도는 매우 높습니다. 섭취하는 효소혼합물이 트리글리세라이드 및 콜레스테롤 농도를 낮출 수 있습니다.

특정 효소들은 콜레스테롤 농도를 낮추는 것으로 보입니다. 자신의 콜레스테롤 농도를 잘 관찰해 온 한 간호사는 자신의 등 통증을 경감시키기 위해 특정 효소들을 복용하기 시작했습니다. 효소 복용 후 통증이 사라졌을 뿐만 아니라 혈중 콜레스테롤 농도 및 트리글리세라이드 농도가 감소하였습니다.

효소요법

혈액이 너무 끈적거리면 혈전이 혈관의 좁은 부분에 침전되어 혈액이 흐르지 못하도록 막게 됩니다. 섬유소를 녹이는 플라스민(plasmin, 혈액 내 단백질분해효소의 일종) 활성은 동맥 및 정맥 질환 치유의 중요한 척도입니다. 이 섬유소를 녹이는 가장 효과적인 방법은 말할 것도 없이 섬유소분해효소를 복용하는 것입니다. 이 효소혼합물은 플라스민 활성을 위한 모든 요소를 함유하고 있습니다.

효소요법의 혜택은 수많은 이중맹검실험(Double Blind Test, 시술하는 의사와 시술받는 환자 모두 어떤 약물을 투여받는지 모르는 상태의 실험)에 의해 증명되었습니다. 좋은 효소혼합물은 작은 혈전을 용해시키고 혈액의 흐름을 일정하게 만들어 줍니다. 어떠한 효소들은 혈소판을 뭉치게 하거나 딱딱하게 하는 데 도움을 주기도 합니다. 효소가 풍부한 혈액은 여러 인체 내의 찌꺼기가 들어 있지 않습니다. 따라서 혈액 흐름의 질서와 정상성이 복구됩니다. 이 과정은 아주 중요합니다. 왜냐하면 정상적인 혈액 흐름은 연속적인 혈전의 공격 아래에 있기 때문입니다(혈전뿐만 아니라 콜레스테롤에 의해서도 공격을 받습니다.)

섬유소 가수분해효소 요법은 동맥과 정맥을 성공적으로 치료해 왔습니다. 이것은 생명을 구하는 치료로서 폐혈관을 막는 폐혈전과 심장혈관을 막는 심장혈전 모두를 치료합니다. 특히, 폐혈관을 막는 혈전은 대부분 최근에 형성된 것일 가능성이 높습니다.

어떤 효소혼합물들은 혈액 내에 섬유소 가수분해 활성을 증가시키기 때문에 우리 몸의 균형을 이루는 항상성을 잘 유지시켜 줍니다. 섬유소의 침전은 효소에 의해서 용해되며 부종은 감소하며 여러 질병이 완화됩니다.

동맥경화, 혈전증과 혈전으로 인한 증상들

동맥경화의 원인 중 한 가지는 혈액 내에 존재하는 플라스민의 농도가 낮은 것입니다. 플라스민의 낮은 농도는 혈액 내 침전되어 있는 피브린과 지질을 연속적으로 제거하기에 불충분합니다. 동맥경화 초기에 효소보조제를 복용하는 것이 효과적입니다. 분류(粉瘤, atheroma, 피부에 생기는 일종의 종양)의 형성이 억제됩니다.

혈관벽 내에 침전이 진행되어 상당한 덩어리가 형성되면 효소혼합물은 혈관벽 침전물의 일부분만을 용해시킬 수 있습니다. 그럼에도 불구하고 효소요법에 의한 혈액 흐름의 원활한 증진은 여러 증상을 완화시켜 줍니다. 효소혼합물은 동맥경화를 더 이상 진행시키지 않게 하기 위해, 또한 현재 발생하는 여러 가지 증상들을 완화시키기 위해 복용합니다.

체계적인 효소요법은 혈액의 흐름을 증진시켜서 혈액이 잘 흐르도록 합니다. 통증, 붓는 현상 등은 감염의 증후입니다. 이러한 고통은 신경세포들이 독성물질, 감염물질에 의해 화학적 혹은 물리적으로 손상을 받아서 세포 내에 과도한 압력이 생기기 때문입니다. 특정한 효소혼합물은 이 독성물질과 감염물질을 제거합니다. 따라서 붓지 않은 세포는 쉽게 원상태로 돌아옵니다. 붓는 것은 멈추고 세포 내의 압력은 감소합니다.

몇몇 효소를 혼합해서 사용하면 고통과 붓는 것을 줄일 수 있습니다. 섬유소의 생성과 분해 사이의 불균형으로 인해 미세혈전이 생성됩니다. 효소를 혼합해서 사용하면 섬유소를 가수분해하는 효과가 있습니다. 또한 이 효소혼합물은 우리 몸이 자체적으로 가지고 있는 섬유소 가수분해 효과를 활성화합니다. 그러므로 섬유소의 가수분해 활성은 정상치까지 올라가고 결과적으로 혈전을 빠르게 분해하게 됩니다. 결국 새로운 미세혈전 혹은 혈전의 생성이 억제됩니다.

특정 효소혼합물은 혈전의 형성뿐 아니라 혈전의 파괴 또한 억제합니다. 혈액의 흐름이 느려지면 감염된 부위 조직에 영양분을 공급하는 것이 줄어듭니다. 미세혈전이 녹음에 따라서 혈액순환은 더욱더 증대됩니다. 이렇게 혈액순환이 정상화되면 상처 부위에 더 많은 영양분이 공급되고 상처 받은 조직은 더 빨리 치유됩니다. 여러 혈관 질환의 70~90% 정도는 고통이나 붓는 것, 피로한 것, 무거움증 등이 완화됨으로써 증상이 나아졌다고 느낍니다.

막힌 혈관의 압력 증가는 정맥혈전증과 관련되어 있는 질병으로서 두 번째로 위험합니다. 혈관이 팽창하고 대형 단백질과 혈장액이 주변 조직으로 몰리게 되어 피부가 붓게 됩니다(특히, 족부 수종이 심각합니다). 그리고 섬유소의 형성이 강화됩니다. 이 상태가 지속되면 '혈전 후 증상'이라는 질환으로 발전하며 전통적인 의학으로는 치유하기 무척 어렵게 됩니다.

혈전의 증상은 전 세계에 걸쳐 효소혼합물을 이용하여 성공적으로 치유되어 왔습니다. 이 질환의 증상으로는 밤시간의 다리 경련, 다리가 무겁고 경직된 느낌, 그리고 장시간 서 있거나 앉아 있은 후에 찾아오는 다리 통증 등이 있습니다.

효소의 효과

효소혼합물은 혈관 내의 콜레스테롤, 혈전, 정맥 관련 질환, 혈전 후 증상, 간헐적 동맥질환 그리고 순환기질환에 따른 암 등을 감소시키는 데 매우 효과적이라고 알려져 있습니다. 효소 제품은 두 가지 방향으로 감염을 억제시킵니다. 즉, 효소가 원래 가지고 있는 항염 성질뿐만 아니라 인체가 본래 가지고 있는 효소들의 활성이 자극을 받아서, 인체의 면역 억제가 일어나지 않으면서 염증을 치유할 수 있습니다. 이 사실만으로도 스테로이드계 약품을 사용하는 것보다 상당히 우월합니다. 효소혼합물은 감염 부위의 치유 속도뿐만 아니라 세포조직의 투과성을 증대시킵니다. 또한 효소혼합물은 미세혈전을 용해하는 속도도 증가시켜 혈관 확장을 감소시키고 혈액순환을 도와 영양분과 산소가 몸 전체에 골고루 공급되도록 하여 정상 상태가 유지되도록 합니다. 그러므로 감염 기간이 단축되고 고통이 보다 빨리 멈추며 부상 부위의 치유가 흔적 없이 빨리 이루어집니다.

바이러스에 대한 승리

홍역에서부터 헤르페스 염증에 이르기까지, 또 에이즈에서부터 감기에 이르기까지 바이러스들은 많은 질병을 일으키며, 따라서 효소는 이 바이러스들을 처리할 수 있는 최선의 방법들 중 한 가지가 될 수 있습니다.

바이러스는 이 지구상 어디에든 있습니다. 그러나 그 바이러스들 중 일부만이 병원성입니다. 바이러스들은 전자현미경으로만 관찰될

만큼 무척 작지만 여러 다양한 질병의 원인으로 작용합니다.

바이러스들은 우리 몸이 약해지면 건강한 세포 속에 침투하여 증식합니다. 바이러스가 침투한 세포는 세포 스스로 증식하며 바이러스를 계속 복제합니다. 정신적인 스트레스, 우울함, 신체 기능을 약화시키는 약물, 질병 등은 우리 몸을 약화시켜 바이러스가 쉽게 감염되게 합니다. 이러한 바이러스의 감염을 증폭시키는 것으로는 심한 정신적 충격, 수술, 생리, 임신, 그리고 부작용이 있는 약물 복용, 방사선 등이 있습니다.

바이러스들은 숙주세포들을 공격한 다음 번식하기 때문에 숙주세포로 진입하기 위해서 교묘하게 위장합니다. 바이러스는 인체 세포를 이용하여 완벽하게 자기 자신을 복제합니다. 그것은 마치 자동차 공장의 생산 라인과 같습니다. 이 생산 라인의 시작 부분에 모든 원재료들이 모이고 이들 재료들은 하나씩 연결되어 집니다. 마지막 라인에는 모든 부분이 완성되어 새롭고 반짝반짝 빛나는 자동차가 됩니다. 이처럼 바이러스를 이루는 부분부분이 결합하여 성숙된 바이러스가 되는 것입니다. 바이러스는 세포를 점령하여 이 세포로 하여금 수천에서 수만 개의 바이러스를 생성하도록 합니다. 바이러스의 크기는 박테리아에 비해서 10~10,000배 정도 작습니다. 모든 숙주의 에너지는 바이러스를 만드는 데 소모됩니다. 숙주의 정상적인 활동은 바이러스가 침입한 후에는 이루어지지 않습니다. 우리 세포는 마치 바이러스의 명령에 복종하는 좀비귀신 같습니다.

바이러스들은 사람뿐만 아니라 동물들에게도 많은 병을 일으킵니다. 광견병, 독감, 천연두, 홍역, 간염, 에이즈, 감기 등 무척 많습니다. 어떤 바이러스들은 '암 바이러스'라고 알려져 있어서 과학자들은 모든 암이 바이러스에 의해서 생긴다고 느낄 정도입니다. 1975년 노벨생리·의학상을 받은 미국의 암 연구자 데이비드 볼티모어(David Baltimore), 레나토 둘베코(Renato Dulbecco), 하워드 테민(Howard Martin Temin) 박사는 암 바이러스와 세포의 유전물질과의 상호작용을 증명했습니다. 암 바이러스는 정상 세포로 침입하여 암세포가 되게 만듭니다. 이러한 바이러스를 동물에게 주입하여 실험실에서 동물에게 암세포를 인공적으로 발생시킬 수 있습니다.

숙주세포의 외벽 단백질은 이러한 바이러스들을 인식하고 부착하고 침입하는 데 중요한 역할을 하는 것으로 알려져 있습니다. 그러므로 효소요법은 효소가 지닌 단백질 분해활성을 이용하여 바이러스 질환을 치료하는 데 커다란 가능성을 가지고 있습니다. 고츠 박사는 단백질분해효소를 이용하여 헤르페스 바이러스로 인한 몇몇 질환을 치료했습니다.

클리란드(Cleland) 박사는 트립신을 이용하여 독감 바이러스를 사멸시켰습니다. 사실 바이러스 질환은 치료제가 거의 없으며, 항생제도 잘 듣지 않습니다. 하지만 효소는 바이러스 질환에 잘 작용할 수 있습니다. 왜냐하면 효소가 바이러스의 단백질 외벽을 파괴하여 바이러스로 하여금 인체 내 기관에 접착하지 못하게 하기 때문입니다. 따라서 효소들은 감염, 고통, 피로를 동시에 제거할 수 있으며 면역기능을 활성화하여 우리 몸이 정상 기능을 하도록 돕습니다. 독일에서 수행된 연구는 효소기법이 바이러스 질환의 치료와 억제에 무척 효과적이라는 것을 보였습니다. 아마 효소가 감기의 치료에도 상당한 효과가 있을 것입니다.

효소 기능 및 효소 결핍

아시다시피 신체 내 모든 작용 및 반응은 효소에 의존한다고 할 수 있습니다. 효소는 생명을 유지하는 과정에 불을 붙이는 역할을 합니다. 효소가 없으면 생명이 존재할 수 없습니다. 효소는 '생명 에너지'이며 생명의 불꽃입니다. 우리 몸을 고속 엔진을 장착한 차량이라고 가정해 보겠습니다. 시일이 경과하면서 배터리 기능이 일정 수준 이하로 저하되면 엔진에 스파크를 일으킬 수 없어 시동이 걸리지 않게 되지요. 이처럼 사람이 노화되면 효소은행(enzyme bank)이 고갈됩니다. 나이가 30세 정도만 되어도 위장, 췌장, 소장에서 천연 효소(natural enzyme) 생성이 줄어들기 시작하여 소화 장애, 피부색 상실, 조로(早老) 등이 나타나기 시작합니다. 이때 재충전하여 효소를 비축시키지 않으면 결국 엔진의 동작이 멈추고, 점퍼선(jumper wire)을 이용한 점프 스타트(jump-start)마저 불가능해지고 맙니다.

모든 효소는 제각기 특이한 기능이 있습니다. 이 각각인 효소가 체계적으로 조직화하여 소화를 돕고 전반적인 건강을 유지하는 기능을 하는 것이지요. 효소가 존재하지 않으면 영양소 및 비타민의 적절한 이용이 어려워지고 신체의 효소비축량이 고갈되면 신체는 흡수 불량 상태가 됩니다. 효소는 소화를 돕고 감염 시 치유를 돕습니다. 특히 생과일 및 야채에는 천연 효소가 풍부하게 들어 있습니다. 그러나 음식을 조리하거나 가공하면 효소가 파괴됩니다. 가공식품과 인스턴트 식품이 범람하고 있는 현대는 효소 결핍의 시대라고 할 수 있습니다. 섬유근육통(fibromyalgia), 관절염(arthritis), 음식 및 환경 알레르기, 대장암, 전립선암, 피부질환, 칸디다 및 기생충 감염 등 수많은 만성 질환은 효소 결핍이 원인이 되어 발생하는 질환입니다. 즉, 효소 결핍은 에너지 결핍이요, 질병의 원인이며 결국 노화를 촉진하게 되는 것입니다.

우리 몸에 효소가 결핍되면 소화 및 흡수 불량, 에너지 감소, 두통, 변비, 전신무력증, 트림, 피로, 이스트 및 유해 세균 발생, 염증 등의 증상을 보이게 됩니다. 그리고 통증 및 염증도 일정 부분 효소 결핍과 연관되어 있습니다. 조직 복구의 모든 단계에는 효소가 필요합니다. 따라서 붓기 및 통증을 줄여주고 염증 반응기간을 단축시켜 우리 몸의 회복을 촉진시키기 위해서는 효소의 역할이 반드시 필요합니다. 효소 결핍에 의해 불완전하게 소화된 음식이 대사폐기물 및 부패된 분변물질로 장관 내에 축적되면 간 및 2차 순환계인 임파계에 과다한 부담을 가져오며 이 때문에 체내 독성물질 부하가 증가된다고 알려져 있습니다.

효소 공급 및 효소치료

효소를 공급하면 전자제품에 배터리가 재충전되어 제 기능을 하듯이 몸의 기능이 회복됩니다. 따라서 신체 내에 충분한 효소 비축을 위해

외부에서 각종 소화효소를 충분히 공급해야 합니다. 이를 위해서 가급적 다량의 신선한 생야채와 주스를 섭취해야 합니다. 또한 충분한 수면을 취하고 스트레스를 경감시켜 심신을 새롭게 해야 합니다. 각종 소화효소는 신선한 지방, 탄수화물, 섬유, 곡류, 종자류, 콩류(legume), 과일, 야채, 우유 성분에 많이 들어 있습니다. 소화효소를 적절하게 투여하면 자가면역 질환, 관절염, 다발성 경화증을 개선하고 수술 전후에도 긍정적인 효과를 보인다는 연구결과가 많이 나와 있습니다. 또한 효소의 공급은 과다한 혈액 응고를 방지하고 혈소판 및 적혈구 점성을 감소시키는 효과도 가지고 있습니다.

소화효소(혹은 효소소화제)의 효율적 복용법

우리나라에서는 미국과 유럽과는 달리 소화제에 효소가 풍부하게 들어있습니다. 배탈이 났을 경우 소화제를 먹어야 하겠지만, 일반적인 소화불량 상태에서 소화제를 섭취할 경우 효율적인 복용법이 필요합니다. 우선 식사 개시 시점에 한 캡슐(혹은 한 알)을 복용하고 식사 중이나 끝 무렵에 또 한 캡슐을 복용하는 것이 좋습니다. 이미 소화 문제가 존재할 때 효소를 복용하면 식사 후 약 두 시간 동안 여러 증상이 경감됩니다. 그러나 소화효소를 복용한 후에도 증상이 지속되면 심혈관질환 위험을 점검해 보아야 합니다.

전신적 효소(systemic enzyme) 및 전신적 효소요법

효소를 기원(origin) 및 그 기능에 따라 분류하면 다음과 같습니다.

〈표 3〉 기원 및 기능에 따른 효소 분류

분류	기원 및 기능
음식효소(food enzymes)	날 음식에 원래부터 함유된 효소로서 음식을 삭히는 작용을 합니다.
소화효소 (digestive enzymes)	식물이 아닌 동물, 인간, 세균, 효모 등의 생물에서 생산됩니다. 이 효소군은 췌장, 타액, 위장, 장세포에서 만들어낸 효소를 포함합니다. 여러 종류의 미생물에서 생산한 효소를 정제 및 순화시켜 효소보충식품(supplement)을 제조하게 됩니다. 판크레아틴(pancreatin)은 수소, 돼지 등의 췌장효소를 가리키는데, 우리나라에서 판매되는 소화제에 주로 포함되어 있는 효소 원료입니다.
대사효소 (metabolic enzymes)	이 효소는 필요에 따라 신체에서 생산되며 보충제가 아닙니다. 대사효소는 여러 가지 조직을 만들고 산화환원 반응을 통해 한 분자에서 다른 분자로 화합물을 전이시키는 중요한 반응을 촉매합니다.

위에서 언급한 소화효소는 용도에 따라 다시 음식물 분해 소화효소와 신체 청소 소화효소의 두 가지로 분류할 수 있습니다.

〈표 4〉 용도에 따른 효소 분류

분류	용도
음식물 분해 소화효소	음식과 함께 섭취하며 음식을 잘게 부수는 역할을 합니다.
신체 청소 소화효소	식간에 섭취(당의정 또는 효소 파우더 그대로)하면 신체 내에 진입하여 염증을 감소시키고 이스트, 세균, 바이러스를 파괴하며 해로운 플라그(plaque) 및 피브린(fibrin)을 제거함으로써 면역복합체(immune complex)를 청소하게 됩니다.

요즘 인구에 회자되는 전신효소(systemic enzymes)는 대사효소를 의미하거나 소화효소 중에서 신체 청소에 사용되는 효소를 가리키는

말입니다. 대사효소를 의미할 때는 소화효소 이외에 신체계통에 작용하는 효소를 뜻하고, 소화효소 가운데 신체 청소에 사용되는 효소를 의미할 때는 신체 청소 및 신체계통의 치유에 사용됩니다. 따라서 용어상 상당히 혼동할 수도 있으니 주의하여 구별하시기 바랍니다.

독자 여러분께서 꼭 알아두셔야 할 중요한 개념 중 하나는, 대사기능을 증진시키기 위해서는 직접 대사효소 보충제를 섭취하는 것이 아니라는 것입니다. 대신 소화효소를 섭취함으로써 대사기능을 간접적으로 증가시키는 방식을 이용하셔야 합니다. 우리의 몸은 필요한 대사효소의 종류와 양이 시시각각 변화하므로, 몸이 스스로 활동할 수 있도록 '효소의 여유'를 줄 수 있어야 합니다. 충분한 소화효소의 공급이야말로 몸이 활동할 수 있는 여유공간을 줄 수 있는 가장 좋은 방법입니다. 우리는 소화효소를 충분히 섭취함으로써 다음과 같은 효과를 볼 수 있습니다.

① 음식 소화능력을 개선하여 신체 영양소 이용을 증대시킵니다.
② 소화능력이 개선되면 신체가 더 많은 에너지를 생성하여 피로가 경감되고 대사기능 등 제반 신체기능이 증진됩니다.
③ 소화효소를 섭취하면 폐기물 및 병원체(pathogen) 제거능력이 현저히 개선됩니다.
④ 소화효소를 섭취하면 소화능력 개선, 신체 청소기능 증대로 면역기능이 항진(증가)되는 효과를 볼 수 있습니다.

대사효소는 소화효소와 그 모양과 기능이 완전히 다릅니다. 소화효소는 신체 내 음식물을 분해시킬 때는 '소화'라고 하지만, 이 현상이 체외 즉 퇴비 덩어리에서 일어나면 부패(영어로 rotting, decaying)라고 합니다. 이들 두 종류의 효소는 서로 바꾸어 사용할 수 없습니다. 그 말은 대사효소를 외부에서 보충할 수 없다는 뜻입니다. 대사효소는 오직 신체 내부에서 생산될 뿐입니다. 그러나 소화효소는 온종일 부단히 공급될 수 있습니다. 우리의 입속, 위속, 장속에서 보급됩니다. 게다가 우리가 섭취하는 식품을 통해서도 꾸준히 공급할 수 있습니다. 이제 소화효소의 공급을 통해서 대사효소의 활동을 돕는 원리를 아시겠지요?

외부에서 대사효소를 추가할 수 없다고 말씀드렸습니다. 대사효소가 결핍되거나 제대로 기능하지 않을 때 우리가 할 수 있는 유일한 수단은 모든 효소를 만들어낼 때 필요한 에너지와 원료를 공급하는 것뿐입니다. 효소는 아미노산으로 구성되기 때문에 우선 아미노산을 공급해 주어야 합니다. 이를 위해서는 단백질 음식을 섭취하여 이 단백질을 철저하게 소화시켜 아미노산을 제대로 공급하는 것입니다. 한편 일부 효소는 마그네슘, 아연 등의 조효소(co-factors)를 필요로 합니다. 즉 미네랄이 존재하지 않거나 결핍되면 대사효소는 기능하지 않습니다. 그래서 우리가 미네랄이 풍부한 음식을 섭취해야 하는 것입니다.

비타민도 그렇습니다. 비타민 역시 대표적인 조효소로서 그 양이 부족하게 되면 우리 몸의 효소가 작용하지 못해 여러 가지 부작용이 발생하게 됩니다. 이제부터는 미네랄과 비타민을 섭취하실 때 효소가 활성화된다는 생각을 하시기 바랍니다. 그렇게 하면 효과가 더욱 좋아질 테니까요. 그리고 대사효소 기능을 위해서는 소화효소가 분해시킨 음식에서 유래된 에너지가 필요합니다. 우리 몸속에서 사용하는 에너지원은 ATP(adenosine triphosphate, 아데노신3인산)이라고 합니다. 소화효소를 섭취하면 다량의 에너지를 생성하여 피로를 줄여줍니다. 물론 소화가 잘 이루어져 몸의 부담을 줄이는 역할도 하게 됩니다. 하여튼 이때 생긴 에너지 일부는 대사효소 기능을 도와 대사효소 기능을 촉진하게 됩니다. 그야말로 일석이조라고 할 수 있지요.

효소요법의 미래

효소요법은 이제 시작 단계입니다. 효소는 더 이상 소화의 보조제가 아닙니다. 효소치료법의 미래는 우리가 우리 몸의 면역체계를 얼마나 잘 파악하느냐와 밀접하게 관련되어 있습니다. 우리는 이미 상당한 지식을 가지고 있지만 새로운 발견들은 우리 면역체계에 대한 보다 더 본질적이고 확실한 통찰을 가져다줄 것입니다. 고유한 면역체계는 효소의 최저 공급에 영향을 받습니다. 에이즈, 알레르기, 류머티스성 관절염, 동맥경화, 암, 장질환, 만성신부전증, 폐질환, 신경세포 질환, 췌장염, 간염, 바이러스성 질환을 비롯한 많은 질병으로부터 고통 받는 수백만 명의 사람들은 언젠가는 안도와 안전을 보장 받게 될 것입니다. 효소요법은 여성의 생식기관과 관계된 질병인 유방암, 생리불순, 폐경, 골반염, 자궁 관련 질환 등의 질병들을 치유하는 데 많은 가능성을 가지고 있습니다. 또한 효소요법은 충치라든가 정맥동염(靜脈洞炎) 등을 완화시킬 수도 있습니다. 그리고 수술 후의 회복속도를 빠르게 해 줍니다.

　매일 새로운 방법이 발견되고 새로운 치료법이 나타납니다. 사실 필자도 이 효소의 세계에 들어와서 효소가 가지는 다양한 기능과 적용 사례와 위력에 대해 충격을 받았습니다. 이 책은 효소에 관한 마지막이 아니고 단지 확실한 시작일 뿐입니다.

전신적 효소치료(systemic enzyme therapy)

대사효소는 모든 세포 내에서 일어나는 화학반응을 빠르게 진행시킵니다. 이 화학반응은 세포 노화를 지연시키고 세포분열, 세포호흡 등의 세포과정을 유지하는 도우미로 기능합니다. 모든 효소가 그렇듯이 대사효소(metabolic enzyme)가 제 기능을 수행하기 위해서는 식품효소(food enzyme)와 비타민·미네랄을 요구하는데, 식품효소가 결핍되면 신체는 이를 대체하기 위해 다른 효소를 취하게 됩니다.

　소화효소(digestive enzyme)는 음식 성분의 분해, 흡수를 위해 소화관 내에 존재하게 됩니다. 이 효소의 주요 작용부위는 구강, 위장, 십이지장, 소장 등입니다. 구강에서는 침샘에서 프티알린(ptyalin)을 분비합니다. 프티알린은 알파아밀라아제의 일종이며 전분을 수용성 당분으로 분해합니다. 한편 리소좀(lysosome)은 세균을 죽이는 기능을 하지만 소화효소로는 분류되지 않습니다. 그래서 식도에는 소화효소가 없습니다. 위장효소에는 펩신(pepsin, 단백질을 작은 펩타이드 절편으로 분해, 주요 위장효소), 아밀라아제(전분 분해), 리파아제 등이 있고 소장에는 췌장효소(pancreatic enzyme)와 소장 자체에서 분비되는 효소가 있습니다.

   췌장효소는 여러 효소가 혼합물의 형태로 이루어져 있습니다. 췌장효소를 구성하는 효소로는 트립신(trypsin, 위장 펩신과 유사한 펩티다아제), 키모트립신(chymotryptin, 펩티다아제의 일종), 스테압신(steapsin, 탄수화물 소화효소의 일종), 카르복시펩티다아제(carboxypeptidase, 펩타이드 절편을 아미노산으로 분해하는 프로테아제의 일종), 엘라스타아제(elastases, 단백질인 엘라스틴 및 기타 단백질을 분해), 뉴클레아제(nuclease, 핵산인 DNA와 RNA를 분해하는 DNAase 및 RNAase가 여기에 해당), 췌장 아밀라아제[pancreatic amylase, 전분 및 글리코겐 외에 대부분의 탄화수소를 분해. 그러나 셀룰로오스(cellulose), 디사카라이드(disaccharide, 이당류), 트리사카라이드(trisaccharide, 삼당류) 형태는 분해하지 않음] 등이 있고 소장에서는 장즙(succus entericus)을 분비합니다. 이 장즙에는 디사카라이드를 모노사카라이드(monosaccharide, 단당류)로 분해하는 6가지 종류의 효소가 분비됩니다. 이들 효소는 앞서 말씀드린 효소들과 유사한 기능을 합니다. 중복되기도 하지만 이해를 돕기 위해 다시 적어 보면 다음과 같습니다.

⟨표 5⟩ 장즙 효소의 종류

장즙 효소의 종류	기능
슈크라제(sucrase)	슈크로스(sucrose)를 포도당과 과당으로 분해
말타아제(maltase)	말토스(maltose, 엿당)를 포도당으로 분해
이소말타아제(isomaltase)	말토스를 이소말토오스(isomaltose)로 분해
락타아제(lactase)	락토오스(lactose, 젖당)를 포도당과 갈락토스(galactose)로 분해
리파아제(lipase)	지방산 분해
프로테아제(protease)	단백질 분해 및 소화

아직 못 다한 면역 이야기

효소를 이용한 인체 치료를 이해하기 위해서는 면역(immune)이라는 것을 잘 알아야 합니다. 그런데 면역이라는 분야는 무척 광범위하고 이해하기도 쉽지 않으니, 어렵더라도 시간을 내어 꼭 읽어보시기 바랍니다.

면역시스템이란?
면역시스템(immune system)이란 외부 병원균의 침입에 대한 일련의 방어체계를 말합니다. 독자 여러분도 아시다시피 우리 몸은 다양한 경로로 침입하는 병원균에 대해 다단계 방어체계를 갖추고 있으며, 이러한 면역시스템의 특징은 각각 다른 역할을 가진 다양한 세포들의 분업으로 이루어져 있다는 것입니다.

면역시스템을 제대로 이해하고 또 통제하는 것이 중요한 이유는, 많은 질병이 이러한 면역시스템의 약화 혹은 오작동으로 인해 발생하기 때문입니다. 외부에서 침입한 바이러스나 박테리아 등의 병원균에 의한 감염이나 내부 세포들의 변이로 인하여 발생한 암에 대해서 면역시스템이 제대로 대응하지 못할 경우, 우리는 질병을 앓을 뿐만 아니라 생명의 위협까지 받을 수 있게 됩니다.

반대로 면역세포들이 우리 몸의 일부를 병원균으로 오인하고 공격하게 되는 경우 자기면역(혹은 자가면역, autoimmune) 질병을 앓게 됩니다. 이러한 자기면역 질병의 대표적인 것으로는 류머티스 관절염, 제1형 당뇨 등이 있습니다. 면역세포들이 환경적인 유발 인자들에 대하여 과민 반응을 하면서 나타내는 질병이 알레르기(allergy)와 천식입니다. 또한 이식한 장기에 대한 거부 반응이 일어나는 것도 이러한 면역반응의 결과라고 할 수 있습니다.

이러한 중요성에도 불구하고 많은 면역 현상이 아직 본질적으로 제대로 이해되지 않고 있고, 그렇기에 그것의 통제가 쉽지 않은 것은 면역 현상이 동적이고(dynamic) 복잡한(complex) 면역세포들 간의 상호작용으로 구성되어 있기 때문입니다.

자연면역과 특이면역

그렇다면 인체 면역시스템에 대해 조금 더 살펴보겠습니다. 인간의 면역계의 특징 가운데 하나는 지구상의 생물체 가운데 가장 복잡하고 가장 발달된 면역계를 가지고 있다는 것입니다. 이는 진화론적 관점에서 단세포 생물로부터 포유류, 그리고 인간으로 올라갈수록 면역시스템이 복잡하고 분화되어 있다는 것을 알 수 있습니다. 이렇게 복잡한 인간의 면역시스템을 크게 분류해 보면 자연면역과 특이면역으로 구분할 수 있습니다.

먼저 특이면역이란 예방접종과 같은 인위적인 방법으로 얻어지거나, 혹은 유아나 소아기에 질병을 경험(후천적 학습)한 이후 획득되어진 면역을 말합니다. 예를 들면 소아마비, 파상풍, 백일해, 수두, 홍역 등이 여기에 속한다고 볼 수 있지요. 이러한 특이면역의 특징은 한마디로 매우 개별적이라고 할 수 있습니다. 즉, 소아마비 예방접종은 소아마비를 일으키는 원인 인자(바이러스)에만 반응하며, 이것을 면역계가 기억한다는 특징을 지니고 있습니다.

그렇지만 자연면역 혹은 선천면역은 비특이적이며 기억하는 기능도 없다고 알려져 있습니다. 이러한 특이면역과 자연면역의 상관성을 비유를 들어 설명하면 다음과 같습니다. 자연면역은 방위병·경찰에, 특이면역은 특수부대에 비유할 수 있습니다. 즉 자연면역은 후방의 질서와 안정을 지키는 임무를 맡고 있고 특이면역은 특수한 임무를 맡은 역할을 한다고 말이지요.

이들은 방어 형태에 있어서도 차이가 있습니다. 자연면역은 일반적으로 모든 상황에 대해서 똑같은 방어방법을 사용하는 반면, 특이면역은 적군의 상황에 따라서 공격과 방어 양상이 다릅니다. 또한 자연면역의 힘만으로 방어를 할 수 없을 경우에는 특이면역 시스템이 같이 방어 작용에 나서는 협력 기능도 하게 됩니다.

면역시스템의 실제

여기까지는 조금 쉽죠? 이제 좀 더 깊이 면역시스템에 대해 자세히 알아보도록 하겠습니다.

실제로 우리 몸에 침입한 외부의 병원균·바이러스 혹은 적이 인식되어, 아군이 싸움을 하기까지에는 다음과 같은 시스템을 거치게 됩니다. 각 지역에 조용히 묻혀 있던 정찰대가 레이더를 통해 적을 인식하게 되면 바로 지역사령부에 보고를 띄웁니다. 그러면 비상경계령이 떨어져 정예군이 나서게 되는데, 면역시스템 역시 이와 같은 동일한 과정을 거치게 됩니다. 병원균이 침입했거나 돌연변이를 일으킨 비정상적인 세포들이 있으면 정찰대인 수상돌기 세포(dendritic cell, DC)가 이들의 표면에 있는 톨라이크 수용체(toll-like receptor)를 통해 적을 감지합니다. 아직 항원을 만나고 있지 않은 순진한 (naive T cell) 세포에 면역반응의 개시가 필요함을 알리게 되는 것이지요. 이때 나서는 정예군이 B세포와 T세포입니다. 적군의 정보를 전달한 수지상세포는 사멸하고, T세포는 군대를 증강해 암과의 싸움을 시작하게 됩니다. 즉 서로 다른 인간 수상돌기 전구세포가, 받은 자극의 차이에 따라서 서로 다른 T세포 반응을 유도하는 수상돌기 세포가 됩니다. 이상 말씀드린 내용에서 좀 어려운 용어를 따로 떼어내어 아래에 정리하였습니다.

*수상돌기세포(Dendritic cell, DC)
- 주로 피부와 면역기관(림프절, 비장, 간장, 흉선, 혈액, 골수)에 존재합니다.
- 역할: 조직이나 장기에 미성숙 상태로 존재하면서 침입하는 병원균을 감지하여 T세포에 항원을 제시합니다. 그 기능은 병원균의 파괴보다는 병원균 특이적 항원을 T세포에 제시하여 후천적 면역(혹은 획득면역계, acquired immunity)을 활성화하는 데 있습니다. T세포에 대한 항원제시세포(antigen-presenting cells, APC)에는 B세포, 마크로파지, 그리고 수상돌기세포 세 종류가 있으며, 이 중 수상돌기세포만이 아직 항원을 만나고 있지 않은 순진한 T세포를 강하게 자극하는 능력을 갖고 있다고 알려져 있습니다.

*톨라이크 수용체(toll-like receptor, TLR)
우리 몸에 병원체가 침투하면 톨라이크 수용체가 그것을 인식하고 면역 반응의 개시가 필요함을 알리게 됩니다. 이 TLR은 일반적으로 우리가 면역에 대

해 알고 있는 지식처럼 특정한 아미노산 서열을 인식하는 것이 아니라, 병원체가 가지고 있는 세포벽 성분이라든지 세포막 단백질을 인식합니다. 즉, TLR은 미성숙 수상돌기세포가 병원균과 접촉할 경우 병원균특이적분자양상(pathogen-associated molecular patterns, PAMPs)을 감지하고 신호 전달을 통해 미성숙한 수상돌기세포가 성숙한 수상돌기세포로 분화하도록 하는 것입니다. 병원균과 미성숙 수상돌기세포가 접촉할 경우, 병원균을 포식하면서 분화과정을 거쳐 성숙된 수상돌기세포가 되는데 사이토카인(cytokine)과 키모카인(chemokine)의 발현능이 높아지고 세포 표면의 공동 자극 분자의 발현량도 높아지게 되는 반면, 병원균을 포식하는 능력은 오히려 낮아집니다. 또 수상돌기세포는 이전에 포식했던 병원균의 단백질을 조각내어 MHC(major histocompatibility complex, 주조직 적합성 복합체 단백질)와 함께 세포 표면에 발현하게 됩니다. 동시에 수상돌기세포는 감염 부위를 벗어나 림프절로 이동하여 그곳에 있는 순진한 T세포들에게 항원을 제시하게 되고 항원에 특이적인 T세포가 활성화되면서 후천적 면역이 촉발됩니다. 따라서 TLR은 선천적 면역(innate immunity)을 후천적 면역(acquired immunity)으로 연결하는 역할을 합니다. TLR에 의한 자극은 Th1(Helper T cell) 반응에 관여합니다.

*보조 T세포(Helper T cell)
Th0는 Th1이 될 것인지 Th2가 될 것인지 아직 결정되지 않은 보조 T세포입니다. 따라서 종양면역 반응에 있어서는, Th0 상태에서 Th1 타입으로 유도되

도록 해야 합니다. 특정한 병원성 미생물에 대한 면역반응은 미생물에 따라 적절한 형태로 일어나야 합니다. 면역 반응이 어떠한 방향으로 유도되느냐 하는 것은 상당 부분 T세포, 특히 보조 T세포가 어떤 종류의 사이토카인을 생산하느냐에 달려 있다는 연구결과들이 많이 있습니다. Th1과 Th2세포의 사이토카인 분비 능력의 차이가 이들 두 세포의 기능을 좌우합니다. Th1세포가 분비하는 IFN-r는 대식세포를 활성화하여 대식세포의 미생물 살해능력을 증가시키며, Th1 세포분화를 촉진하는 IL(Interleukin)-12를 만들어내기도 합니다. IFN-r는 또한 B세포에 작용하여 IgG(Immunoglobulin G, 면역인자)급의 항체 생산을 촉진하는 스위치를 증가시킵니다. 그 외에도 IFN-r는 염증반응을 촉진하여 지연성 과민반응과 같은 반응도 유도하며, 세포독성 T세포의 생산도 도와줍니다.

*일산화질소(Nitrogen Oxide, NO)

이 단순 구조의 물질이 체내 여러 주요 작용을 진행시킴이 속속 밝혀지고 있습니다. 여기서는 Th0 상태에서 Th1과 Th2로 나누어질 때, Th1 쪽으로 더욱 많이 분화되도록 하는 작용을 합니다. 그 밖에 백혈구로 하여금 암세포·기생충 또는 박테리아를 죽이는 세포 독성활성은 NO를 유리시킴으로 나타나고 있고, 내피세포 의존성 혈관확장물질[아세틸콜린, 브라디키닌(bradykinins) 등]이 해당 수용체와 결합 후 혈관평활근을 이완시키는 작용을 매개하며(혈액순환 촉진효과), 강력한 혈소판 응집 억제작용 등이 있습니다. 물론 과다분비되면 패혈증, 관절염, 천식 등의 질병을 유발할 수 있습니다.

⟨그림 8⟩ 인체 면역체계도

- 귀지가 병원균의 침입을 막음
- 눈물과 콧물이 미생물에 대한 물리적 방어벽을 형성하고 이 액체에 포함된 효소가 미생물을 분해함
- 백혈구(lymphocyte)가 항체를 만들어 혈액 속의 박테리아를 파괴함
- 호흡기의 점액질 성분이 코와 입으로 들어오는 미생물을 막음
- 대식세포(phagocyte)가 박테리아를 집어삼킴
- 위액은 입에서 넘어온 병원균을 살균함

외부 세계(outer world)
- 병원균

선천면역
- 병원균 수용체
- 수상돌기세포
- 마크로파지 → 병원균 제거
- 감염사이토카인 → 감염반응
- 인터페론 → 바이러스 공격/자가면역반응

후천면역
- T세포 (Th1에 의한 사이토카인)
  - Th1 ┈▶ 세포독성T세포 → 바이러스, 박테리아 암을 공격
  - Th2 ┈▶ B세포 → 항체가 만드는 알레르기 반응에 의한 공격

제2부 효소의 실제

암 보완 대체요법의 하나인 효소치료

암치료에 빠른 변화가 일어나고 있는 이 시대에 효소치료는 주류로부터 큰 주목을 받고 있습니다. 이 치료는 1960년대 도널드 켈리(Donald Kelly)라는 암치료에 관심이 많았던(실제로 그는 효소치료와 영양치료를 사용하여 자신의 췌장암을 완치하였습니다) 치과의사에 의해 본격적으로 시작되었다가 후에 니콜라스 곤잘레스(Nicholas Gonzalez)라는 의사에 의해 더욱 발전되어 현재 미국 국립보건기구에 의해 그 가치가 새로이 연구되고 있습니다. 그러나 놀랍게도 효소치료는 1900년대 스코틀랜드의 생물학자인 존 비어드까지 거슬러 올라갑니다. 그는 소화기능과 췌장효소가 암에 대한 인체의 주된 방어체계라고 제안했습니다. 그는 인간의 태반세포가 암세포와 형태가 유사하고 또한 비슷하게 작용한다는 것을 발견했습니다. 하지만 모체의 태내에서 약 4개월째가 되면 태아의 췌장이 활성화되는데 이때 태반은 성장을 멈추고 마치 죽어가는 암세포처럼 행동합니다. 그는 태아가 태반을 조절하기 위해 효소를 분비하기 시작하고 이 효소의 분비가 없다면 태반은 성장을 계속하여 결국은 태아와 산모를 죽이고야 말 것이라고 가정했습니다. 아래는 통합기능의학센터 소속 통합기능의학연구회의 자료를 바탕으로 존 비어드 박사와 효소치료에 대한 이야기를 재구성한 것입니다.

아시다시피 효소치료의 근원은 21세기 초 스코틀랜드의 천재 생물학자 존 비어드 박사로 시작되며 그의 주된 관심사는 포유동물의 어머니와 아기를 연결시켜 주는 태반이었습니다. 태반은 어머니로부터의 혈액을 통해 각종 영양분과 산소를 아기에게 공급하고 아기에게서는 이산화탄소와 같은 대사 잔여물들을 수거하게 됩니다. 어머니의 자궁 내에서 태반이 없이는 아기의 성장은 불가능할 것입니다. 태반은 두께 약 5센티미터, 지름 약 25센티미터, 무게 약 500그램 정도인 원반형의 복잡한 구조물입니다. 태반 생성이 시작되는 것은 수정이 일어난 후 자궁강 내로 이동하는 며칠 이내이며 세포들이 뭉쳐진 현미경으로 보일 만한 작은 공 모양을 하고 있습니다. 이 세포들 중의 일부가 배아를 태아로 탈바꿈시키는 강력한 효소들을 분비하게 됩니다.

또 다른 트로포블라스트(trophoblast)라고 불리는 세포들은 자궁벽에 부착하는 역할을 맡아 이후에 태반으로 변화하게 됩니다. 비어드 박사는 자궁벽에 너무도 효과적으로 부착되는 태반세포의 초기 모습에 매료되었습니다. 그의 초창기 연구에서 간단하지만 놀라운 발견을 하였는데, 그것은 트로포블라스트 세포들이 암세포의 현미경적 모습과 아주 흡사하다는 것이었습니다. 한 개체의 조직에 존재하는 모든 세포들은 세포 각각의 기능에 따라 그 조직의 기원에 맞는 고유의 모습을 가지고 있는데, 현미경 아래서 본 암세포는 그 분화의 정도가 약하다는 것이 암세포가 정상 세포와의 가장 큰 차이점입니다. 소장벽의 세포는 소장벽의 세포 모양이 있고, 신경세포는 신경세포의 모양이, 췌장세포는 췌장세포의 모양이 있습니다. 하나의 장기 내에서도 그 역할에 따라 모양이 서로 다른데 예를 들면, 인슐린을 분비하는 췌장세포는 트립신과 같은 췌장 소화효소를 분비하는 췌장세포와는 모양이 다릅니다. 그러나 암세포는 이러한 분화적 특이성을 잃어버립니다. 암세포는 기원이 되는 장기의 세포와 유사하기는 하지만 보다 공격적이 되어짐에 따라 점차 그 유사성은 약해지게 됩니다.

  사실 병리학자들이 특정 암을 '분화 정도가 낮다'라고 분류하는데 이는 이 암세포들이 경험 많은 병리학자의 눈에조차도 표본의 출처가 명기되어 있지 않는 한 그 조직의 기원을 밝혀주기가 어렵다는 뜻입니다. 비어드 박사는 현미경 아래의 태반세포가 암세포와 모양만 닮은 것이 아니라 트로포블라스트 세포가 마치 암세포처럼 행동한다는 사실을 발견했습니다. 그 당시에 벌써 암 생물학자들은 정상 세포와는 다른 암세포만의 행동 특성에 대해 논의했습니다.

  첫째, 암세포들은 공격적입니다; 이들은 방어막 조직을 깨뜨리는 효소들을 만들어내어 무서운 능력으로 정상 세포들로 확산되어 나갑니다. 둘째, 암세포와 종양조직은 그들이 자라기 원하는 어디에서든 마음대로 자랄 수 있도록 그들 자신만의 혈액공급망을 만들어냅니다. 셋째, 정상 조직과 장기와는 달리 암세포는 성장에 억제 받지 않고 한없이 자라납니다; 정상 조직은 필요한 때에 필요한 만큼만 자랍니다. 만일 한쪽 신장이 제거되면 남은 신장의 크기가 두 배로 커지고 기능 또한 부족분을 보충해 줄 만큼 늘어나게 됩니다. 만일 간의 일부(80%까지)가 제거되면, 남아 있는 간세포들은 부족분이 채워질 때까지 재생됩니다. 하지만 신호가 오면 적절한 시기에 성장을 멈춥니다. 하지만 암세포는 제어나 정지선도 없이 개체의 생명이 위협당하는 때까지 그 성장을 멈추지 않습니다.

  사실 비어드 박사가 발견한 대로 트로포블라스트 세포는 마치 암세포와 같이 자궁벽을 효과적으로 침입합니다. 태반은 마치 암세포의 초기 성장에서와 같이 자신의 성장과 자궁벽으로의 계속적인 침입을 위해서 그 자신만의 혈액공급원을 마련합니다. 하지만 태반은 시간이 지남에 따라 그 성장이 느려지고 마침내 멈추게 됩니다. 비어드 박사는 태반이 성장 과정 중에 공격적이고 침입적인 성격에서 비공격적이고 유순하고 안정적인 기관으로 변화한다는 사실을 알았습니다. 그의 연구에서 트로포블라스트 성장의 본질에 대한 기초를 설명했습니다; 그가 연구한 모든 포유류에서 각각의 종마다 고유한 발생의 특정 시점에서 태반은 성장을 멈춘다는 것입니다. 사람에서는 태반은 '공격적'에서 '비공격적'으로 되는 시기가 수정 후 56일째라고 합니다. 약 백년이 지난 오늘날에도 태아-태반 발달에 있어서의 이 이정표는 여전히 사실로 남아 있습니다. 비어드 박사는 56일째 되는 날 암세포와 유사한 조직을 성숙한 필수 기관으로 바꾸어주는 어떤 일이 일어난다는 것을 깨달았습니다. 그는 만일 이렇게 공격적이고 덜 분화된 트로포블라스트 조직을 비공격적이고 분화된 조직으로 바꾸어주는가를 이해할 수 있다면 암에 대한 해답도 발견하리라 믿었습니다.

비어드 박사는 그 해답을 태아의 췌장에서 발견하였습니다. 췌장은 상복부의 위장 뒤편에 위치합니다. 췌장은 복잡한 기관으로 실제로는 내분비와 외분비의 두 개의 기관이 한데 모인 것입니다. 내분비기관은 멀리 떨어진 조직에 작용하는 혈관 내로 호르몬을 분비하고 내분비 췌장은 혈당 조절에 쓰이는 글루카곤과 인슐린을 분비합니다. 외분비계의 췌장은 식사 중과 후에 소장으로 분비되는 여러 가지 효소들을 만들어냅니다. 단백질을 소화하는 트립신과 키모트립신 등의 단백질분해효소, 지방을 분해하는 지방분해효소, 그리고 전분을 소화하는 아밀라아제가 있습니다. 비어드 박사의 시대에 이미 주요 췌장효소들의 분류와 각각의 기능들은 잘 알려져 있었습니다. 많은 연구와 착오 끝에 비어드 박사는 마침내 어떤 결론에 도달했습니다. 태반이 성장과 침입을 멈추고 공격적인 암세포와 같은 조직으로부터 생명을 지탱하는 기관으로 탈바꿈하는 바로 그날이, 태아의 췌장이 활동하기 시작하는 바로 그날이라는 것을 알았습니다. 이 사실은 비어드 박사 시대에 가능했던 다소 원시적인 도구들을 생각해 볼 때 가히 놀라운 발견이라 하겠습니다. 그가 태반 성장에 대해 더 많이 연구할수록 태아의 췌장으로부터 나온 어떤 물질이 태반의 성장을 늦추고 결국에는 멈추게 하는 어떤 신호를 보내는 것이라고 확신하게 되었습니다. 더 많은 동물 연구를 바탕으로 비어드 박사는 주된 신호요소는 단백질분해효소, 그 중에서도 특히 트립신과 키모트립신이라고 결론지었습니다.

최근의 연구결과는 태아의 췌장이 발달 초기에 실제로 소화효소들을 만들고 분비하기 시작한다는 사실을 밝혀냈습니다. 이는 대단히 흥미로운 사실인데, 왜냐하면 이론적으로 볼 때 태아는 수정 후부터 생후 9개월 후 첫 음식을 먹기 전까지는 췌장의 활성화나 췌장효소를 필요로 할 이유가 없기 때문입니다. 태아는 성장에 필요한 영양소를 완벽하게 소화된 형태로 엄마의 혈액으로부터도 공급 받습니다; 자라는 태아는 소화효소가 전혀 필요하지 않습니다. 그런데도 이 효소들은 적지 않은 양이 생산되고 임신 9개월 중 약 2개월 정도 때부터 생산되기 시작합니다.

비어드 박사는 태아가 효소를 생산하는 이유는, 생명 유지에 필수적인 태반을 조절하고 성장을 제어하기 위한 것이라고 했습니다. 만약 그렇지 못할 경우 계속된 성장은 엄마를 죽일 것이고 결국에는 태아도 죽일 것이라고 가정했습니다. 그리고 만일 췌장 단백질분해효소가 실제로 태반의 성장을 조절한다고 하면 이 동일한 효소들이 암도 제어할 수 있으리라고 가정했습니다. 왜냐하면 그는, 암세포는 췌장효소에 의해 적절히 조절이 안 된 태반과 다를 바 없다고 믿었기 때문입니다.

그의 초기 연구에서 비어드 박사는 트로포블라스트 세포가 암세포처럼 행동하고 태반은 암과 같이 행동한다고 비유했습니다. 하지만 그의 지식이 증가함에 따라 암과 트로포블라스트 세포 사이의 관계는 생각보다 더 직접적이고 암 자체의 기원으로 이어진다고 믿게 되었습니다.

백여 년 동안 연구되어 왔지만 암의 기원에 대해서는 여전히 이론이 분분합니다. 어떤 연구자들은 한 기관의 정상 기능을 수행하고 있는 성숙한 분화된 세포들이 어떤 이유로 유전적 변이에 의해서 덜 분화되고 더 원시적이고 침입 능력을 가지게 되고 조절 불가능한 성장을 하게 된다는 주장에 몰두하고 있습니다. 이러한 과정은 성숙된 세포가 비성숙적이고 비특정화되어야 한다는 조건이 있습니다.

최근에 줄기세포가 전 세계적으로 집중적인 연구 대상이 되고 있습니다. 줄기세포는 원시적이고 미분화된 세포로서 모든 기관에서 발견됩니다. 적절한 신호에 따라 줄기세포는 분화를 시작하고 마침내는 기관의 성숙한 기능적인 조직을 형성합니다.

이 줄기세포들의 성장과 발달, 분화는 아주 예민하게 지휘되고 조절되는 과정입니다. 이 줄기세포들이 성숙한 세포로 분화되지 않는다면 원시적인 형태로 남아 침입능력을 얻게 되고 결국 제한 없이 성장을 계속하게 될 것입니다. 이러한 세포들이 조절되지 않게 되면 치명적인 암세포로 변하게 됩니다.

줄기세포는 생명 유지에 필수적입니다; 이들은 내장벽 조직과 같이 빠르게 소모되는 조직의 정상적인 생리적 교체에 필요합니다. 현재 조직학자들은 줄기세포가 조직 교체 또는 손상 복구를 위해 인체의 모든 장기의 모든 조직에 존재한다고 밝혔습니다. 줄기세포의 활동 개시를 위한 신호에는 호르몬, 신경, 펩티드 등 여러 가지가 있습니다. 하지만 생명 유지에 꼭 필요한 바로 그 미분화된 줄기세포들이 적절한 신호의 존재 없이는 적절한 분화 없이 끝없이 성장하여 암세포로 변하고 결국은 암을 일으킬 가능성이 있습니다.

비어드 박사의 가장 위대한 업적은 모든 종(種)의 각각의 조직 내에는 원시적인 미분화된 세포들이 존재한다는 것을 발견한 사실입니다. 그는 또한 이들 미분화된 원시세포들이 사실은 초기 태아 발생으로부터 남아 있는 태반세포라고 제안하였습니다.

비어드 박사는 암세포가 성숙하고 분화된 세포들로부터 갑자기 원시적이고 비성숙하며 공격적이고 분열하는 조절 불가능한 조직으로 변하는, 분화의 역행처럼 보이는 과정에 의해 암이 일어난다는 이론에 반대하였습니다. 대신에 뇌, 피부, 발, 어디서 기원하든 모든 암은 적절한 조절이 상실된, 잘못 위치된 태반세포에서 일어난다는 사실을 믿었습니다. 이들 잘못 위치된 태반세포들의 행동을 결정하는 요소인 중요한 조절신호는 췌장으로부터의 효소라고 하였습니다. 궁극적으로 모든 암은 태아 때부터 남겨진 태반세포에서 발전되고 이 세포들은 순환하는 췌장효소에 의해 정상적으로 조절될 것이지만, 췌장이 적절한 양의 단백질소화효소를 생산 또는 분비하지 못하게 되면 이 세포들은 이내 조절 불가능하게 될 것이라고 생각하였습니다.

불행히도 비어드 박사는 시대를 백여 년이나 앞서간 사람이었습니다. 그 당시에 그의 이론은 받아들여지지 못했고 원시 줄기세포―그가 말한 잘못 위치된 태반세포(?)는 수십 년이 지나서야 조직학자들과 분자생물학자들에 의해 모든 기관의 모든 조직에 존재함이 관찰되었습니다.

비어드 박사에게 가장 답답했던 사실은 암에 있어서 아무런 미스터리도 없다는 것이었습니다. 그것은 단지 부적절한 췌장효소의 생산으로 인한 잘못 위치된 태반세포의 끊임없는 성장일 뿐이었습니다.

1999년 첫 임상실험에서 수술 불가능한 췌장암 환자들에 대한 고용량의 췌장효소요법이 환자의 생존기간에 상당한 효과가 있음을 확인하고 현재 비어드 박사의 선구자적인 업적을 재조명하기 위해 미국암협회의 후원으로 컬럼비아 대학에서 임상연구가 진행 중입니다.

"효소는 생명이다"라는 말이 있습니다. 인체는 효소를 에너지 생산, 질병과의 싸움, 대사과정의 촉진 등에 이용합니다. 인체는 기본적으로 두 가지 종류의 효소를 제공 받습니다. 하나는 조리하지 않은 생으로 된 음식으로부터 온 것이고 다른 하나는 인체 스스로가 만들어내는 것입니다.

에드워드 호웰은 『효소영양』이라는 저서에서 우리 몸의 80%가 효소라고 주장했습니다. 이 효소들이 음식을 소화시키고 질병과 대항하여 싸우고 그 외에도 셀 수 없이 많은 역할을 수행합니다. 어떤 단백질분해효소(췌장효소)는 암세포를 인체 면역계로부터 보호하고 숨겨주는 강한 단백질로 이루어진 세포벽을 녹여버립니다. 이 과정이 이루어진 후에라야 면역계의 NK세포(natural killer cell, 자연살해세포)들은 암세포들을 공격하도록 인식할 수 있게 되고 암세포를 파괴하게 됩니다.

췌장은 음식에 함유되어 있지 않은 필수적인 효소들을 생산하기 위해 끊임없이 노력하지만, 암과의 싸움에서는 지쳐버리고 맙니다. 암과 싸우는 새로운 종류의 효소를 개발하기 위한 연구는 지난 여러 해 동안 진행되어 오고 있으며 현재 여러 제품들이 생산되고 있습니다. 이 효소들 중에서 트립신과 키모트립신은 암세포 표면의 단백질을 녹여 인체의 면역세포로 하여금 이를 인식하고 암세포를 죽이도록 만드는 두 가지 주요 효소입니다. 최근에 와서는 이보다 더 강력한 효소들이 발견되었습니다. 효소를 이용한 암치료에 방해가 되는 요인 중에서 음식과 관련된 다섯 가지는 다음과 같습니다. 암치료에 도움이 되는 효소가 풍부한 음식을 위해서는 다음 사항을 금지하는 것이 좋습니다.

① 음식물을 46°C 이상 익히는 경우
② 멸균 및 자외선 살균
③ 암 치료법에 직접적으로 방해가 되는 음식물(염소, 불소, 알코올, 커피 등)
④ 가공된 음식

⑤ 탄산음료

* 한편, 최근 국내 한의학 쪽에서 생약효소에 의한 효소치료라는 말을 종종 사용하는데, 이는 미생물 발효물을 이용하여 피부 보습 및 항균, 항염 등에 사용하는 것에 국한된 것으로 보입니다. 예를 들어 "생약효소에 의해 바뀐 피부의 체질이 각질의 이상증식을 막아줌으로써 각질은 서서히 줄게 됩니다. 비록 치료하는 데 수개월의 시간이 걸리지만 치료 뒤에는 전혀 흔적이 남지 않는 것은 물론 수년간 재발하지 않습니다. 설령 재발한다 해도 쉽게 치료할 수 있습니다(***한방의원의 홈페이지)"라는 언급을 하는 것을 볼 수 있습니다.

3. 효소의 화학적 측면

여기에서는 효소에 관한 이야기를 약간 다른 측면에서 할까 합니다. 여기서 다른 측면이란 좀 더 학문적인 측면을 말하는 것입니다. 사실 우리가 중·고등학교와 대학에서 배우는 효소는 생화학반응을 빠르게 촉진하는 촉매(catalyst)로서의 역할만을 강조합니다. 효소를 먹어서 몸에 좋다든지 효소가 병을 치료한다든지 하는 식의 이야기는 오히려 굉장히 생소합니다. 그런데 이 책에서는 효소를 먹거나 인체에 공급했을 때 벌어지는 일에 대한 이야기 위주로 전개되고 있습니다. 그래서 이 장에서는 효소의 화학적 접근을 해 보고자 합니다. 조금은 지루할 수도 있지만, 이 책을 구입하신 여러분은 효소에 관심이 있으신 분들이니 그리 큰 무리가 아니라고 생각합니다.

살아 있는 생물의 세포는 안과 밖에서 많은 생화학반응이 일어나고 있습니다. 그러나 대부분의 생화학반응은, 효소라는 거대 단백질 분자의 도움이 없다면 무척 느리게 진행되어 생명을 유지할 수 없게 될 것입니다.

생물체 내의 모든 효소는 생물 세포 내에서 생산됩니다. 그리고 대부분의 효소는 세포 내의 생화학반응의 속도를 증가시키는 데 이용됩니다. 그러나 몇몇 효소는 세포 밖으로 배출되어 세포 외부의 화학반응을 촉진시키는 데 사용되기도 합니다.

화학반응은 분자들이 상호반응하여 반응물과 다른 또 다른 분자를

<그림 9> 효소의 구조

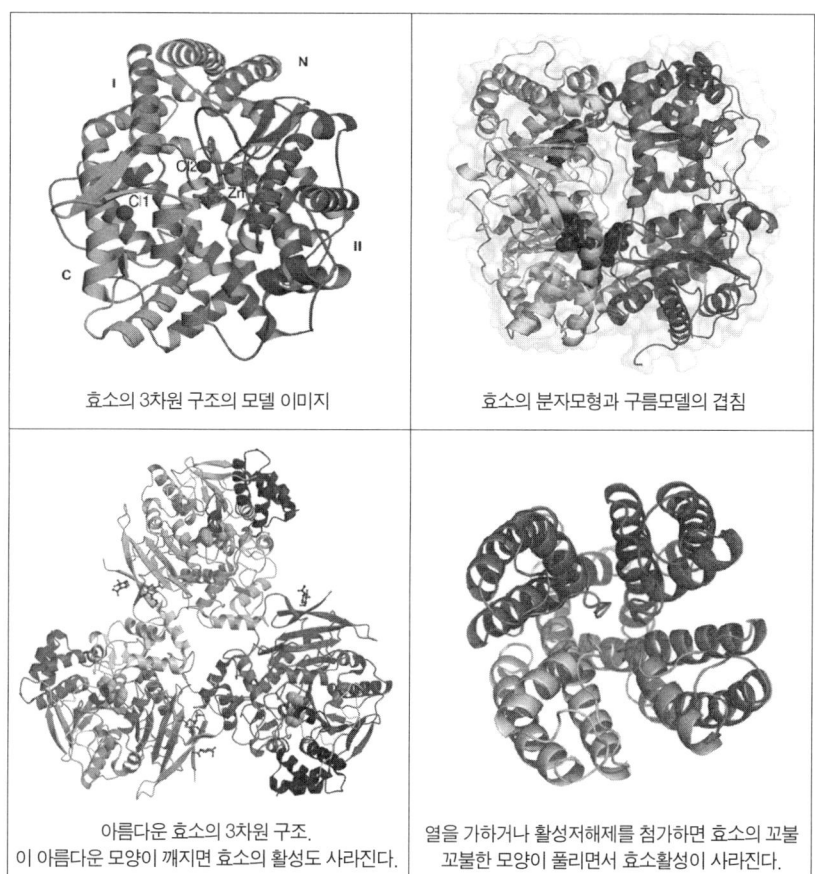

효소의 3차원 구조의 모델 이미지

효소의 분자모형과 구름모델의 겹침

아름다운 효소의 3차원 구조.
이 아름다운 모양이 깨지면 효소의 활성도 사라진다.

열을 가하거나 활성저해제를 첨가하면 효소의 꼬불꼬불한 모양이 풀리면서 효소활성이 사라진다.

생산하는 것인데, 효소는 이 화학반응의 속도를 빠르게 하므로 촉매라고 불립니다. 특히 효소가 관련되는 화학반응을 '효소촉매반응'이라고 하며, 효소반응에서 반응물은 효소와 결합하는데, 이것을 '기질(substrate)'이라 부릅니다.

〈그림 10〉 효소는 기질을 어떻게 분해하는가?

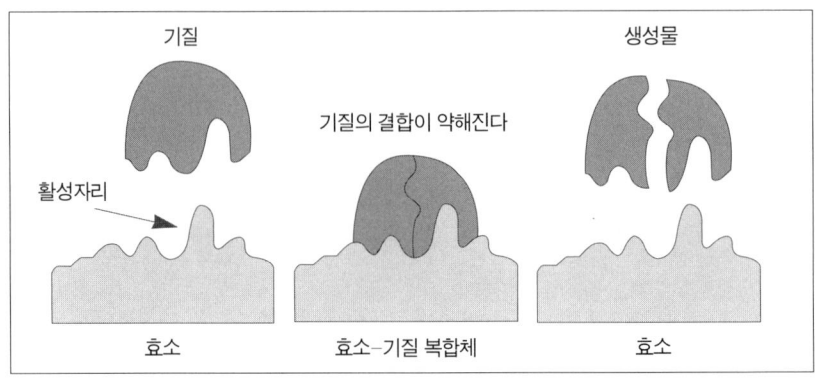

　화학반응에서 반응물이 반응을 일으키기 위해서는 일정량의 에너지를 흡수해야 합니다. 이때 반응을 위해 필요한 이 일정량의 에너지를 '활성화에너지(activation energy)'라고 부릅니다. 살아 있는 생물의 외부에서 일어나는 화학반응에서는, 활성화에너지가 열을 가함으로써 공급될 수 있습니다.

　사람과 같이 살아 있는 생명체 내부에서는, 활성화에너지를 공급하기 위해 직접 열을 가할 수는 없습니다. 왜냐하면 우리 몸에 열을 가하면 생물 내부의 온도가 올라가 생물체가 죽게 되기 때문입니다. 결국 열을 올리지 않으려면 활성화에너지의 절대량이 낮아져야 합니다. 활성화에너지를 낮추는 바로 이 역할을 효소가 하는 것입니다.

　대부분의 효소는 이름의 끝이 −아제(영어로는 −ase)로 되어 있습니다. 그리고 효소 이름의 앞부분은 기질의 이름에서 따온 것이 많습니다. 예를 들어 단백질분해효소는 단백질의 의미인 프로테인과 효소의 아제가 붙어 프로테아제라고 부릅니다.

효소와 기질의 결합 모델

효소촉매반응의 작용방법을 이해하기 위해서는 효소의 구조를 알아야 합니다. 일반적으로 단백질 분자는 그 표면에 활성부위(active site)라고 하는 주머니 모양을 지니고 있습니다. 이때 각각의 활성부위는 특별한 모양으로 되어 있어 오직 하나 혹은 두 가지 정도의 기질만이 그 주머니와 결합할 수 있게 됩니다.

분자적으로 보면 효소는 거대 분자입니다. 그러나 실제 그 크기는 무척 작아, 작은 핀의 머리를 덮기 위해서도 10억 개의 효소분자가 필요할 정도입니다.

효소와 기질의 결합을 설명하는 두 가지 다른 모형이 있는데, 하나는 자물쇠-열쇠 모형(lock and key model)이고 다른 하나는 유발적합모형(induced fit model)입니다.

자물쇠-열쇠 모형은, 기질이 효소의 활성부위에 들어가 효소기질 복합체를 이룬다고 설명하는 모델입니다. 마치 열쇠가 자물쇠의 구멍에 들어가듯이 말이지요.

유발적합모델에서는, 효소의 활성부위가 기질의 모양과 맞지 않는다고 가정합니다. 대신, 효소가 기질과 일차로 결합한 후 효소의 활성자리의 모양이 변하여 기질과 결합할 수 있게 된다고 설명합니다. 좀 더 자세한 논의는 이 책의 범위를 넘어가니 '생화학' 관련 책을 참고하시기 바랍니다.

두 모형 모두 효소와 기질이 결합한 후 기질 내부의 결합이 효소에 의해 잘라져 두 개의 다른 물질로 분리된다고 설명합니다. 이것이

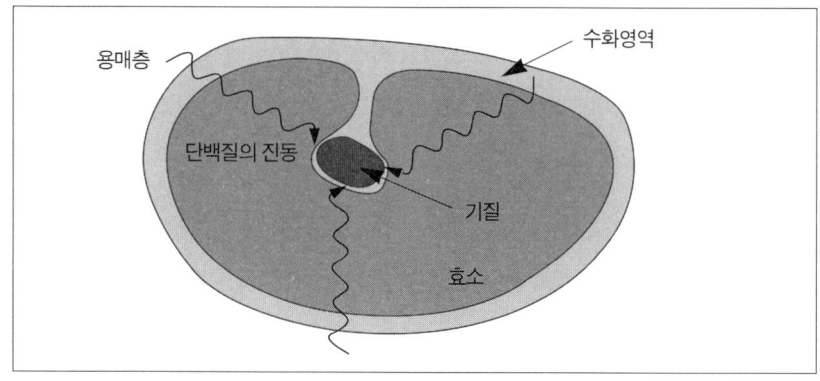

〈그림 11〉 효소와 기질의 만남

'가수분해반응'입니다.

물론 효소는 서로 다른 두 개의 분자를 결합하는 기능도 합니다. 합성기능이지요. 효소는 두 기질을 서로 아주 가까운 위치에 결합한 후 둘 사이에 결합이 일어나도록 반응을 촉매하는 것입니다.

효소는 촉매이므로 화학반응 중에 소모되거나 변하지 않습니다. 따라서 효소는 새로운 반응에 계속적으로 사용될 수 있습니다. 어떤 경우는 하나의 효소가 1초에 수천 번의 반응을 촉매하기도 합니다. 이러한 믿을 수 없는 효율 때문에 효소는 세포 내에 매우 적은 농도만 존재해도 그 역할을 다할 수 있습니다.

효소활성에 영향을 주는 요인

효소의 활성에 영향을 주는 많은 요인들이 알려져 있습니다. 그 중 하나가 외부 온도입니다. 일반적으로 세포 내부의 온도가 증가하면 기질분자의 움직임이 증가하게 됩니다. 따라서 미시적으로 보면 기질

분자가 효소와 충돌하여 만날 가능성이 무척 커집니다. 그러므로 효소의 반응 속도는 어느 정도 온도에 따라 증가한다고 할 수 있습니다.

효소의 활성은 온도가 증가함에 따라 지속적으로 증가합니다. 물론 인체 내에서는 효소의 기능이 섭씨 37도에서 최고를 나타내도록 설계되어 있습니다. 그러나 사람의 체온이 40도가 넘으면 효소의 활성은 감소하기 시작합니다. 왜냐하면 효소 단백질은 높은 온도에서는 성질이 변하기 때문입니다. 이것을 '단백질의 변성(變性, denaturation)'이라고 합니다. 효소가 변성되면 효소의 활성자리의 모양이 변하여 더 이상 기질과 결합할 수 없게 됩니다. 따라서 더 이상의 효소촉매반응은 불가능하게 되는 것이지요.

효소촉매반응(enzyme catalyzed reaction)의 속도는 효소와 기질이 얼마나 자주 만나느냐에 달려 있습니다. 그러므로 효소의 농도를 증가시키면 일정 시간 내에 기질과 효소가 만날 수 있는 기회가 늘게 되는 것은 당연합니다. 효소활성 속도는 어느 정도까지 계속 증가하게 되는데, 모든 기질이 효소와 반응하고 나면 더 이상 반응이 진행되지 않습니다. 이 상태가 되면 효소의 농도를 증가시켜도 반응속도는 증가하지 않게 됩니다.

한편, 효소의 양보다 기질이 적은 경우는 기질의 농도를 증가시켜서 효소활성 속도를 증가시킬 수 있습니다. 알다시피, 효소분자의 활성부위가 기질로 모두 차면 효소활성 속도는 더 이상 증가하지 않습니다.

효소활성에 영향을 미치는 다른 요인은 산도 혹은 pH라고 합니다.

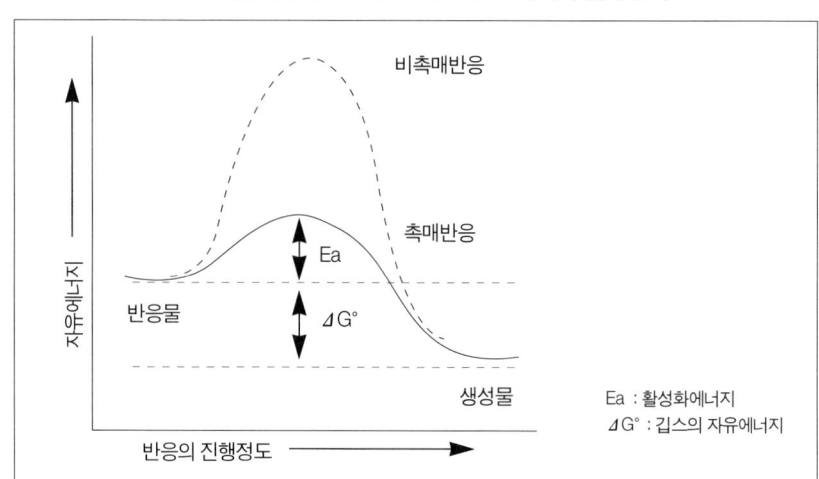

〈그림 12〉 촉매반응은 활성화에너지를 낮추어 반응이 일어나게 쉽게 한다

효소마다 가장 잘 작용할 수 있는 산도는 다양한데, 한 예로 위에서 소화를 담당하는 펩신이라는 효소는 산성 환경에서 활성을 나타내게 됩니다.

여기서 산성이란 pH가 7 이하인 경우를 가리킵니다. 한편 소장에서 소화를 돕는 트립신이라는 효소는 pH가 7 이상인 조건에서 활성을 나타내게 됩니다.

최근 덴마크의 습한 웅덩이 속에서 2000년이 넘은 사람의 몸이 거의 변형되지 않은 채 발견되었다고 합니다. 사람의 몸이 그대로 유지된 이유는 습지 토양은 산성이므로 일반적으로 신체를 분해하는 효소가 활성을 나타내지 못했기 때문이라고 추측합니다. 산성 조건이었기 때문에 그 사람의 몸은 아주 잘 보존될 수 있었던 거지요.

대부분의 많은 효소들은 활성을 나타내기 위하여 단백질이 아닌 다른 첨가물질을 필요로 하는데, 이것을 '보조인자(cofactor)'라고 합니다. 보조인자는 비타민이나 칼슘, 철 등의 미네랄이 될 수도 있고, 만일 보조인자가 비타민 등의 유기물이라면 이 경우를 '조효소(코엔자임, coenzyme)'라고 합니다. 그러므로 우리 식사에서 비타민과 미네랄이 무척 중요한 것입니다.

효소활성의 저해

몇몇 효소의 활성은 특정 분자에 의해 그 활성이 저해를 받습니다. 비경쟁적 저해제(non-competitive inhibition)는 효소의 활성위치 이외의 다른 부위에 결합하여 효소의 활성을 저해하는 물질을 가리킵니다. 저해제가 효소에 달라붙으면 효소는 그 모양이 변하게 되며 이렇

〈그림 13〉 효소-기질의 결합과 다른자리입체성

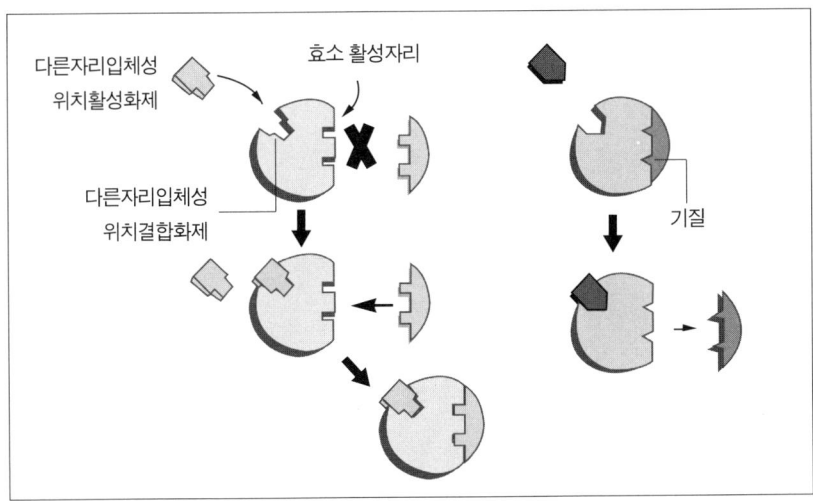

게 변화된 모양 때문에 기질이 효소와 결합할 수 없게 만들어 반응을 저해하는 것입니다.

이 비경쟁적 저해분자가 결합하는 효소의 결합위치를 '다른자리입체성위치(allosteric)'라고 합니다. 이 비경쟁적 저해제를 다른 말로 '다른자리입체성억제자'라고 부릅니다. 이러한 방법에 의해 효소의 활성이 조절되는 효소를 '다른자리입체성 효소'라고 하고 영어로는 '알로스테릭 엔자임(allosteric enzyme)'이라고 부릅니다.

효소가 기질과 결합하는 위치에 결합하여 효소의 활성을 방해하는 물질을 '경쟁적 저해제'라고 합니다. 이러한 경쟁적 저해제의 대표적인 예로 항생제인 페니실린을 들 수 있는데, 페니실린은 미생물의 효소에 결합하여 이 미생물이 자신의 세포벽을 생합성하는 것을 억제시킵니다. 결국 이 미생물은 죽게 되는 것입니다.

어떤 알로스테릭 효소는 효소가 활성을 나타내기 위해 다른자리입체성 위치에 특정 물질이 반드시 달라붙어야 합니다. 이렇게 효소의 활성을 촉진하는 물질을 '다른자리입체성활성화인자'라고 부릅니다.

일례로 4개의 소단위(subunit)로 구성된 효소분자의 경우, 각각의 소단위는 개별적으로 활성위치를 지니고 있습니다. 이때 다른자리성 위치는 각 소단위와 소단위 사이에 존재합니다.

이 효소는 활성 형태와 비활성 형태로 계속 모양(conformation)을 바꾸게 됩니다. 다른자리성활성인자가 다른자리성위치에 결합하면 효소는 활성화되고, 효소가 불활성화되는 것을 방지하게 됩니다. 이제 효소의 모든 활성자리는 기질분자와 결합할 수 있게 됩니다.

한편 다른자리성저해제가 다른자리성위치에 붙으면 효소는 불활성화된 형태로 굳어지게 됩니다. 결과적으로 어떤 소단위도 기질과 결합할 수 없게 되는 것입니다.

기질분자도 효소의 활성을 증가시킬 수 있습니다. 유발적합모형에서 기질이 효소의 활성위치에 들어갈 때 효소의 형태가 변화된다는 것은 이미 공부하여 알고 있습니다.

만일 효소가 두 개 이상의 소단위로 구성되어 있고 각 소단위마다 기질 결합위치가 존재한다면, 한 개의 기질이 효소의 형태에 변화를 주어 또 다른 기질이 결합하기 쉽게 할 수 있습니다. 이 방법으로 효소의 활성을 증가시키는 것을 '협동적 활성증가'라고 합니다.

효소와 대사경로

대부분 효소촉매반응은 물질을 합성하거나 분해하는 반응을 연속적으로 수행합니다. 이와 같은 연속적인 반응을 우리는 '대사경로(metabolic pathway)'라고 부릅니다. 대사경로에 포함된 각각의 반응은 서로 다른 효소를 필요로 하며, 한 반응의 결과물은 다른 반응의 반응물로 사용되어 최종 목적물질이 형성될 때까지 반응은 이어집니다.

우리는 효소의 활성을 조절하여 대사경로의 스위치를 켜거나 끌 수 있습니다. 가장 대표적인 대사조절방법은 '되먹임저해(feedback inhibition)'입니다.

대사과정의 어떤 산물이 다른 효소의 다른자리입체성저해제로 작용하여 다음 대사를 진행하지 못하게 할 수도 있습니다. 예를 들어 대사과정의 최종 산물이 대사과정의 첫 번째 효소의 다른자리입체성위치에 결합하게 되면, 이 첫째 효소는 그 형태가 변하여 기질과 반응할 수 없게 되는데, 그렇게 되면 이 대사경로는 시작조차 할 수 없게 됩니다. 이 과정은 미생물로 하여금 미생물 내부의 화학물질을 낭비하지 않도록 하는 역할을 합니다.

효소의 중요성은 아무리 말해도 지나치지 않습니다. 효소는 세포의 호흡, DNA의 복제와 음식물의 소화 등 우리 몸에서 일어나는 모든 반응에 관여합니다. 따라서 생명체의 형성과 세포의 역할 등에 대한 이해를 넓히기 위해 많은 생물학자들이 효소와 관련된 새로운 분야에서 연구를 계속하고 있습니다. 여러분도 이제 효소와 효소가 진행하는 화학반응에 많은 관심을 가져 보세요.

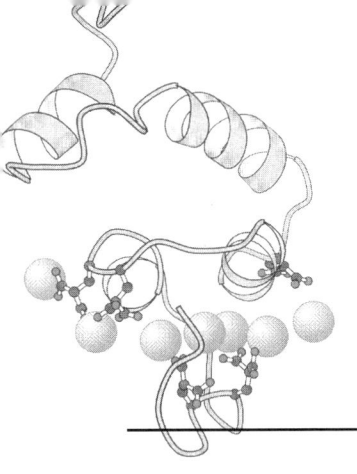

효소의 응용

제3부

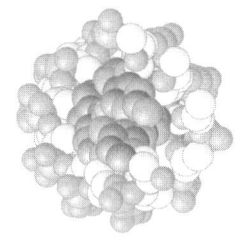

1. 효소가 풍부한 음식 만들기

효소가 풍부한 재료=좋은 재료

소화를 돕고 면역기능을 강화시키는 효소가 대체의학의 한 분야로 자리 잡을 만큼 이슈가 되고 있는 요즈음입니다. 특히 유해물질이 많이 함유된 인스턴트식 가공음식이 넘쳐나는 세상, 영양 과잉 세상에서는 유해 독소를 제거해서 우리의 몸을 정화시켜 주고 과잉 영양을 소진시켜 비만을 예방할 수 있는 효소가 더욱 필요하게 되었습니다. 그렇다면 효소가 풍부한 음식 중 손쉽게 만들 수 있는 것은 무엇이 있을까요? 여기서는 효소가 풍부한 음식과 관련된 몇 가지 중요한 개념을 말씀 드리고 약간의 사례를 들고자 합니다.

〈그림 14〉 효소 다이어그램

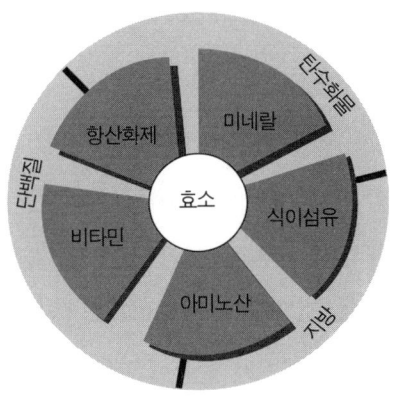

효소가 풍부한 음식은 영양분 소화 흡수가 쉽다.

효소가 풍부한 음식을 만들기 위해서는 무엇보다도 재료가 좋아야 합니다. 여기에서 제가 말하는 좋은 재료란, 음식을 만드는 재료 그 자체에 효소가 풍부해야 한다는 것을 뜻합니다. 예를 들어 효소는 화학약품 등에 매우 민감하므로, 농약이나 기타 보존료 등에 노출된 식재료는 효소의 활성이 무척 낮습니다. 즉, 과일이나 야채 위주의 식단이라도 사용된 과일, 야채가 농약이나 다른 보존료 등으로 오염되어 있다면 효소의 측면에서 좋지 않는 재료라고 할 수 있습니다. 그런 면에서 유기농 식재료가 일반 식재료보다 효소활성이 풍부하다고 할 수 있습니다. 동일한 식물성 식단이더라도 잎보다는 열매에 효소가 많습니다. 즉, 배추보다는 무에 효소가 더욱 풍부합니다. 널리 알려진 바와 같이 무에는 과산화효소(horseradish peroxidase, HRP)라는 효소가 많이 들어 있습니다. 생선회를 좋아하는 분들이 많은데, 회도 중금속 혹은 항생제에 오염된 것은 효소의 활성이 떨어져 맛도 덜합니다. 그래서 많은 분들이 자연산을 선호하는지도 모르겠습니다.

효소식사에 어울리는 조리법

재료와 더불어 중요한 것은 조리법입니다. 즉, 소금을 비롯한 강한 향신료의 첨가나 조리 시 얼마나 많은 열을 가하였는가 등의 변수가 무척 많습니다. 확실한 것은 소금과 합성조미료 등의 사용을 가능한 줄이고 조리 시 열을 최대한 억제하는 것이 효소의 활성을 보존하는 데 좋습니다. 이런 측면에서 즉석에서 데워먹는 인스턴트식품 혹은 통조림 식품은 효소가 거의 없는 식품이라고 할 수 있지요. 매끼 효소를 풍부하게 섭취할 수 없다면 하루에 한 끼 혹은 일주일에 하루이틀이라도 제대로 된 효소식사를 하는 것이 좋겠습니다.

효소 혹은 효소의 활성에 관한 오해는 식재료와 조리법이 차이가 날 경우에 발생합니다. 한 예로 여러 인터넷 사이트에서 검은콩을 검색해 보며, 검은콩의 장점을 설명하는 글에 "또한 검은콩에는 트립신(trypsin)과 키모트립신(chymotrypsin)이라는 두 가지 효소가 들어 있는데, 이 효소들은 인슐린을 분비하는 췌장의 기능을 활성화시켜 주어 인슐린의 분비를 촉진, 당뇨병의 개선에 많은 도움을 준다"라는 문구가 자주 등장합니다. 그런데 문제는 여기에 함정이 있습니다. 우리가 일반적으로 검은콩을 어떻게 먹나요? 고소하게 볶아 먹거나 밥에 넣어 콩밥으로 먹기도 하고, 두부로 만들어 먹기도 하죠? 식재료인 콩에 효소가 아무리 많아도 이렇게 열을 가해서 조리해서 먹는다면 효소는 모두 파괴되어 효소활성은 0(제로)에 가깝게 됩니다. 즉 검은콩을 넣어 지은 밥을 먹어서는 검은콩에 들어 있는 효소의 효과를 볼 수 없습니다. 명심하세요. 식재료에 효소가 아무리 풍부하더라도 잘못 조리하면 우리 몸에 효소를 공급하는 데 아무런 소용이 없다는 사실을요.

식생활에서의 효소공급법

식생활에서 쉽게 활용이 가능한 몇 가지 효소공급법은 다음과 같습니다.

① 생선요리에 무를 곁들입니다

무에는 전분을 분해하는 효소인 아밀라아제와 체내 유해 성분을 분해하는 카탈라아제 및 각종 항산화효소가 풍부하답니다. 생선회를 먹을 때 무채, 무순을 곁들이고 생선구이에 무를 갈아 얹어 먹으면 산성 식품인 생선의 산도가 중화되고 효소도 풍부해진답니다. 무는 밥이나 떡을 먹고 체했을 때, 메밀식품을 먹고 탈이 났을 때에도 효과가 좋은 식품이죠.

② 고기 재울 때 생과일즙을 넣습니다

고기를 재울 때 과일즙을 넣고 적당한 시간 동안 숙성시키면 단백질분해효소인 프로테아제가 작용해 고기가 연해진답니다. 쇠고기 요리는 향이 강하지 않은 배즙이나 키위즙이 좋은데, 키위를 많이 넣으면 고기가 흐물흐물해질 수 있으므로 양을 줄이거나 많이 질긴 부위에만 사용합니다. 돼지고기나 닭고기 요리는 파인애플이나 파파야가 잘 어울리는데 파인애플은 갈지 않고 잘게 썰어 양념에 섞어 넣어도 고기가 부드러워지고 향도 좋아집니다. 갈아서 오래 두거나 열처리한 깡통 과일엔 효소가 없기 때문에 신선한 과일을 바로 갈아서 사용해야 한답니다.

③ 제철 채소로 효소가 풍부한 발효즙을 만들어 봅시다

제철에 싸게 사둔 채소가 남았다면 물에 잘 씻어 적당한 크기로 자른 뒤 설탕을 섞어 밀폐용기에 넣고 4~5일 정도 두면 채소에서 맑은 즙이 나오는데 그 즙을 걸러 냉장고에 두었다가 마시면 소화도 잘 되고 피부미용에도 좋답니다. 풋내가 나서 싫다면 달콤한 과일을 함께 섞어도 괜찮다고 합니다. 그러나 이렇게 만든 효소액을 끓이면 효소가 모두 달아나니 조심하세요.

〈그림 15〉 가정에서 쉽게 할 수 있는 과일과 당분을 이용한 발효액의 제조

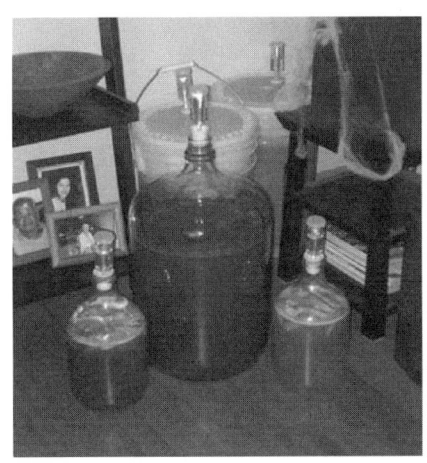

④ 돼지고기에 새우젓을 빠뜨리지 맙시다

돼지고기 편육이나 순대를 먹을 때 항상 따라 나오는 새우젓에도 많은 효소가 숨어 있습니다. 돼지고기를 먹을 때 새우젓을 곁들이면 단백질분해효소인 프로테아제뿐만 아니라 지방을 분해하는 리파아제 성분이 돼지고기의 지질과 단백질의 소화에 도움을 준답니다. 새우젓은 무척 짜서 효소가 전혀 없다고 생각하실 수도 있는데, 새우젓에 들어 있는 효소는 염분이 많은 상태에서도 활성을 보이는 조금은 특이한 녀석이랍니다. 효소가 살아 있는 양념으로는 새우젓 외에 양조(釀造, 누룩에 의한 자연분해)간장, 쌈장, 된장 등이 있으며 된장은 끓이지 않고 생으로 먹어야 살아 있는 효소를 섭취할 수 있으며 마요네즈, 케첩 등 인스턴트 양념은 피하는 것이 좋습니다.

⑤ 효소가 풍부한 보조식품을 섭취합니다

어떤 분들은 식사 이외의 건강보조식품을 섭취하는 것에 거부감을 가지고 계실 것입니다. 한편 다른 분들은 '약힘'으로 산다고 말씀하실 정도로 건강보조식품을 맹신하기도 하고요. 하지만 현대인들의 식탁에 건강보조식품 제품이 식탁에 한두 개 없는 경우는 없겠지요. 일단 건강보조식품 가운데 효소가 풍부한 식품을 섭취하기 위해서는 좋은 제품을 선택해야 합니다. 현재 국내 건강기능식품 가운데 효소식품이 없으므로 일반 식품으로 효소식품을 선택할 것을 권해 드립니다. 믿을 만한 기업의 제품 가운데 식품 유형이 효소식품으로 되어 있는 것을 고르시는 것이 좋습니다. 그 다음 건강기능식품 가운데 효소가 풍부한 것은 효모 식품과 유산균 식품이 있습니다. 효모와 유산균은 생균을 위주로 만들어 다른 건강기능식품에 비해 효소의 함량이 많기 때문입니다.

2. 효소 제품의 효소활성 확인하기

시중에서 구할 수 있는 많은 효소 제품은 저마다 활성이 높고, 자신의 제품이 최고라고 자랑하고 있습니다. 그러나 소비자의 입장에서는 어떤 효소 제품이 진짜 효능이 있는지 알 수 없는 것이 현실입니다. 효소의 종류와 그 활성을 정확히 표현한다면 이런 문제가 해결될 것이지만 현실적으로 이러한 제품을 만나기는 쉽지 않습니다. 특히 국내 효소산업은 야채 혹은 과일 발효액을 효소라고 판매하고 있는 상황이라서 소비자의 제품 선택은 더욱 어려워지고 있습니다. 수십 년의 비법으로 효소액을 생산하고 있다는 어떤 장인의 홈페이지에 가보면 다양한 치유 사례가 나와 있는데, 어떤 병에 걸린 사람 몇 명이 효소액을 얼마만큼 며칠간 섭취하여 병이 얼마나 호전되었는지에 대해서는 어떤 이야기도 하지 못하고 있는 상황입니다. 이 문제는 조만간 민간기관의 효소활성 측정을 통해 해결되어야 할 것으로 보입니다. 지금처럼 '눈 가리고 아웅' 하는 식의 제품 판매는 이제 국내 시장에서 사라져야 한다고 생각합니다. 효소 제품을 만들어 파시는 분들은 진짜 효소가 풍부한 발효액인지, 단순히 설탕물인지 아니면 식물성 성분이 풍부한 파이토물(phyto-water)인지를 소비자에게 알려야 합니다.

여기서는 미국과 유럽에서 통용되는 제품을 기준으로 현재 국내에도 이런 제품이 많이 수입되어 있을 뿐만 아니라 국내 식품제품도 순

수 정제된 효소들이 많이 함유된 효소 제품의 효능 검정에 대해 이야기해 보겠습니다.

효소 제품의 효능 검정

효소의 효능은 일반 식품이나 여타 건강기능식품과는 그 측정방법이 다릅니다. 즉 탄수화물, 단백질, 지방 등의 함량만으로는 알 수 없는 인자가 있기 때문입니다. 그것은 바로 효소활성단위(enzyme activity unit)라고 하는 것 때문입니다. 효소의 활성단위는 그 효소가 분해하거나 소화시킬 수 있는 능력을 나타냅니다. 단순히 단백질이 얼마 들어 있다고 해서 효소의 효능이 있는 것은 아닙니다. 효소가 열에 의해 변성되면 단백질 함량은 그대로 존재하게 되나 그 효소의 활성은 없어지게 됩니다. 한 예로 신선한 과일즙은 고기를 무르게 하는 성질이 있지만 열을 가한 과일즙은 고기를 무르게 할 수 없는 것과 같은 이치입니다.

자, 여기에 비타민 C 제품 두 가지가 있다고 가정해 보겠습니다. 소비자의 입장에서 두 제품 중 어떤 제품이 더 좋을지 판단할 경우, 소비자는 제품의 가격과 함께 제품 한 알에 포함되어 있는 비타민 C의 함량을 확인할 것입니다. 그러나 효소 제품의 경우는 이렇게 간단하게 비교할 수 없습니다.

아래 그림은 미국에서 판매되는 효소 제품의 라벨을 나타낸 것입니다. 아직 국내 효소 제품의 경우 자세한 표시가 없어 미국 엔지메디카(Enzymedica)사의 '다이제스트 골드(Digest Gold)'라는 제품을 예

〈그림 16〉 효소 제품 라벨의 예시

Nutritional Information	
Serving Size: 1 capsule	
Capsules Per Containers: 90	
Amount Per Capsule:	
Amylase Thera-blend	23,000 DU
Protease Thera-blend	80,000 HUT
Maltase	200 DP
Glucoamylase	50 AG
Alpha-Galactosidase	450 GALU
Lipase Thera-blend	3,500 FCCFIP
Cellulase Thera-blend	3,000 CU
Lactase	900 ALU
Beta Glucanase	25 BGU
Xylanase	550 XU
Pectinase/Phytase	450 endo-PGU
Hemicellulase	300 HCU
Invertase	79 INVU
L. acidophilus	250 million CFU
This product contains no fillers.	

로 설명하겠습니다. 라벨을 보시면 성분 표시가 어떻게 되어 있는지 한눈에 알 수 있습니다.

〈그림 16〉 라벨에 효소명은 왼쪽에, 효소활성은 오른쪽에 표시되어 있는데, 숫자와 영어 단어의 조합으로 되어 있다는 것을 알 수 있습니다. 효소 이름에서 'Thera-blend'라는 것은 엔지메디카사에서 여러 효소를 조합하여 제조한 혼합물이라는 것을 의미합니다. 소비자들을 가장 혼란스럽게 하는 것은 숫자 뒤에 언급된 영어 단어라고 생각합니다. 그렇지요?

아밀라아제의 경우에는 23,000 DU라고 써 있고, 프로테아제의 경우에는 80,000 HUT라고 되어 있습니다. 이렇듯 모든 효소는 효소마다 측정단위가 다릅니다. DU는 dextrinizing unit의 약자이고 HUT는

<그림 17> 효소 제품의 라벨

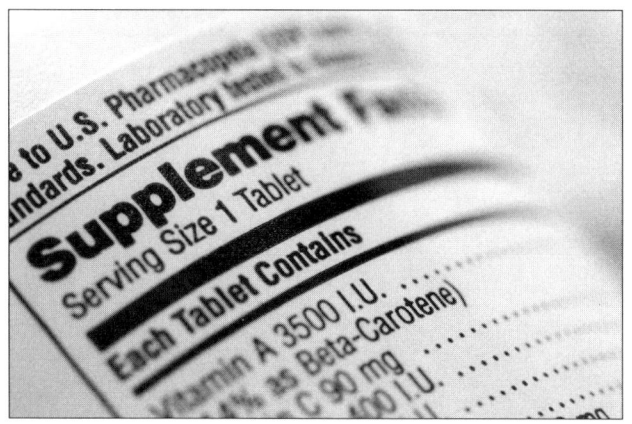

hemoglobin unit in a tyrosine base의 약자입니다. 이러한 단위가 필요한 이유는 효소활성을 측정하는 방법이 효소마다 다르기 때문입니다. 이 단위를 앞장에서 표로 정리해 놓았습니다. 이 표를 참고로 제품의 품질을 확인하실 수 있으면 독자 여러분들도 전문가가 되신 겁니다.

효소의 가장 큰 특징이, 한 가지 효소가 한 가지 반응만을 촉매한다는 것은 다 아시지요? 즉, 효소는 단순히 첨가량이 몇 mg인지 활성이 몇 국제단위(International units)인지를 가지고 그 효능을 평가할 수 없습니다. 모든 효소마다 별도의 효능을 평가하는 단위인자를 가지고 있기 때문입니다. 너무 어렵나요? 하지만 어려워도 이걸 아셔야 진정 효소에 대해 아시는 겁니다.

효소 효능의 판결인자

다음으로 효소의 효능을 판별하는 세 가지 가장 중요한 인자에 대해 설명하겠습니다.

① 활성단위

우선 활성단위(active unit)를 기억하셔야 합니다. 활성단위란 가장 대표적으로 사용하는 효소의 효능단위라고 할 수 있습니다. 위에서 언급한 각각의 효소단위들은 모두 활성단위라고 할 수 있습니다. 즉 같은 활성단위끼리는 서로 그 양을 비교할 수 있습니다. 리파아제의 경우 3,500 FCCFIP라고 되어 있는데, 이것이 활성단위입니다. 이 숫자가 의미하는 것은 1분당 처리할 수 있는 반응물의 양을 나타냅니다. 즉 1분 동안 올리브오일에서 3,500개의 필수지방산을 가수분해할 수 있다는 것을 의미합니다. 이때 이 활성을 측정하기 위해서는 특정 온도와 산도를 일정하게 유지해야 합니다.

② 산도(pH)

효소의 효능을 좌우하는 다른 인자는 산도(pH)입니다. 산도는 7을 기준으로 7보다 아래의 값을 가지면 산성이고 7보다 큰 값을 가지면 염기성(혹은 알칼리성)이라고 합니다. 즉 pH가 2면 산성이고 pH가 10이면 염기성입니다. 일반적으로 pH의 가장 작은 값은 2이고 가장 큰 값은 12입니다. 위액의 산도는 2~4 부근이니까 강한 산성이지요? 그리고 비눗물의 산도는 10 이상이니까 강한 염기성이라고 할 수 있습니다.

그럼 다시 효소 이야기로 돌아와 볼까요? 동일한 활성단위를 가지고 있다고 할지라도 이 효소가 입속에서인지, 위에서 작용하는 것인지 장에서 작용하는 것인지가 중요합니다. 예를 들어 어떤 소화효소가 중성 산도에서 1,000의 활성을 가진다고 해도 이 효소가 위의 산도에서 10의 활성을 가진다면 이 효소는 위에서 작용할 수 없게 되는 것입니다. 그래서 많은 경우 산성에서 염기성까지 골고루 활성을 유지할 수 있도록 여러 가지 효소가 혼합, 조제되어 있습니다.

③ 군(category)별로 다양한 효소

마지막으로 중요한 것은 군별로 효소의 종류가 다양해야 한다는 것입니다. 여기서 말하는 '군'이라는 것은 효소의 대분류를 말하는 것입니다. 〈표 1〉에서 제시한 효소표를 보시면 탄수화물을 분해하는 효소는 탄수화물분해효소(carbohydrase), 단백질을 분해하는 것은 프로테아제(protease), 지방을 분해하는 것은 리파아제(lipase)라고 합니다. 탄수화물을 예로 들면 우리가 섭취하는 음식물에는 굉장히 많은 종류의 탄수화물이 있습니다. 전분, 섬유소, 글루칸, 설탕, 맥아당, 유당, 올리고당 등을 비롯해 어려운 화학식으로 이름 지어진 물질들이지요. 이 물질은 한 가지 탄수화물분해효소로는 분해할 수 없습니다. 그래서 많은 종류의 탄수화물분해효소가 혼합된 형태의 블렌드(blend)가 필요하게 됩니다. 위의 제품 라벨에 보시면 'Thera-blend'라고 되어 있는데, 이게 바로 그런 것입니다. 그리고 밑에 보시면 다양한 탄수화물분해효소가 포함되어 있습니다.

이렇듯 주어진 '군'에 포함된 효소의 종류가 많은 제품이 좋은 제품이라고 볼 수 있습니다. 물론 종류가 동일할 경우에는 활성단위의 숫자가 클수록 좋은 제품입니다. 아마 효소의 활성단위를 보시면 숫자로만 되어 있어서 생소할 수도 있을 겁니다. 그래서 숫자가 의미하는 바를 알려드리겠습니다. 단백질, 탄수화물, 지방을 예로 들면 다음과 같습니다.

- 20,000 HUT의 프로테아제 효소는 1시간에 225그램의 치즈를 분해시킬 수 있는 양입니다.
- 3,000 DU의 아밀라아제 효소는 1시간에 감자전분 100그램을 분해할 수 있습니다.
- 1,000 FCCFIP의 리파아제 효소는 1시간에 5그램의 식용유를 분해할 수 있습니다.

물론 이 수치는 효소활성을 측정할 때 사용하는 원료에 따라서 그 값이 다릅니다. 즉 감자전분을 분해하는 것과 쌀가루를 분해하는 것은 다르다는 것입니다. 단지 기준값으로 생각하시고 제품의 상대적인 품질만을 비교하시면 좋겠습니다.

3. 좋은 효소 제품 찾기

효소 제품은 그동안 국내에서 '건강기능식품'으로 판매되어 왔습니다. 즉 일반 식품과 의약품의 중간단계로서 독자분들에게는 약처럼 인식되어 왔습니다. 일부 업체에서는 식품인데도 약효가 있는 것처럼 광고와 홍보를 한 것도 사실입니다. 그러나 지난 2010년 1월부터 효소식품은 건강식품이 아닌 일반 식품으로 그 위치가 변경되었습니다(아래 관련 기사 참조).

> 영지·운지 버섯과 로열젤리, 자라 등이 건강기능식품 원료에서 빠져 앞으로 이들 원료를 사용한 식품은 건강기능식품으로 표시, 판매, 광고를 할 수 없다. 식품의약품안전청은 25일 올해부터 버섯과 로열젤리, 자라, 효소 등 식품 7종이 건강기능식품 원료 고시에서 제외됐다고 밝혔다. 식약청은 지난 2004년 건강기능식품에 관한 법률이 도입된 이후 3년간 실시된 기존 건강보조식품 재평가에서 이들 원료가 기능성을 인정받지 못했다고 설명했다. 기능성을 입증하지 못한 원료는 영지버섯과 운지버섯, 표고버섯 등 버섯과 자라, 화분, 효소, 효모, 식물추출물발효제품, 로열젤리 등 7종이다. 이에 따라 이들 원료를 사용한 식품은 일반 식품으로 분류되며 앞으로 버섯이나 로열젤리로 건강기능식품을 만들려면 인체시험 등의 절차를 거쳐 기능성을 제품별로 검증받아야 한다. ―2010년 1월 25일 노컷뉴스 CBS 사회부 최승진 기자

그러나 효소가 건강기능식품에서 제외되었다고 해서 효소의 기능성이 폄하되거나 그 효용성이 희석되는 것은 아닙니다. 다만, 효소를 취급하는 기업에서 적극적으로 제품과 관련 자료를 식품의약품안전청에 제출하지 않는 미온적 태도를 보였기 때문에 건강기능식품의 목록에서 빠진 것이라고 판단됩니다. 앞으로 효소 제품에 대한 인식의 증대와 더불어 연구개발 능력을 겸비한 대형 기업의 참여가 있다면 효소가 건강기능식품으로 재진입하는 것은 시간문제라고 생각합니다.

좋은 효소 제품
네이버, 구글 등의 검색에서 효소 제품이라는 키워드를 치면 여러 결과를 얻을 수 있습니다. 이 검색을 통하여 얻은 결과를 정리하면 다음과 같습니다. 좋은 효소 제품을 구입하고자 하는 독자 여러분들을 위해 가능한 회사명(특징), 연락처, 홈페이지의 내용을 정리했습니다. 국내의 경우 발효액 제품이 대부분이고 미국과 유럽의 경우 순수 분리 정제된 효소 제품이 대부분입니다. 이 순서는 단순히 인터넷 검색엔진의 우선순위를 중심으로 정리하였으므로, 회사의 전문성 혹은 제품의 종류 및 품질 순위와는 아무 관련이 없습니다.

〈표 6〉 국내외 좋은 효소 제품 소개

	업체명(제품내용)	업체 정보
국내	마리오자임(야채효소 다이어트)	www.mariozyme.co.kr
	효소코리아몰(효소 제품)	www.enzymemall.com
	효소원효소몰(고역가활성효소)	www.hyosokor.com
	자연의 쉼터(효소 전문)	www.wefem.com
	효소코리아	www.hyosokorea.com
	두물머리농장	www.dumul.com
	한국만다효소	www.mandakorea.com
	초록효소	www.hyobaek.com
	해나눔(다양한 효소 원료와 제품)	henanum.co.kr
	(주)에스랜드(효소 제품 및 효소화장품)	www.sland21.co.kr
	웅진식품 the H program(효소가 첨가된 건강기능식품)	www.thehprogram.co.kr
	엔자임하우스(효소 제품 및 효소찜질)	www.enzymehouse.com
	나라엔텍(곡류배아효소)	www.naraentec.com
	(주)KBT 제약(곡류효소)	충북 충주시 용탄동 637-7 (043-856-2124)
	신일제약(소염효소제)	www.sinilpharm.com
미국·유럽	Enzymedica(모든 종류의 효소 제품)	888-918-1118, www.enzymedica.com
	Enzymatic Therapy(소화와 항염 효소 제품)	800-783-2286, www.enzy.com
	Renew Life(소화와 캔디다 효소 제품)	800-430-4778, www.renewlife.com
	Garden of Life(소화와 항염 효소 제품)	561-748-2477, www.gardenoflife.com
	Rainbow Light	800-635-1233, www.rainbowlight.com
	Jarrow	310-204-6936, www.jarrow.com
	Transformation Enzymes	713-266-2117, www.transformationenzymes.com
	Theramedix	866-998-4372, www.theramedix.net
	National Enzyme Company (호웰 박사가 세운 효소 원료 전문기업)	www.nationalenzyme.com
	Pharma Wobenzym N (면역효소, 다양한 치유효과를 지닌 효소)	www.wobenzym.de

이상 몇몇 기업을 정리하여 보았습니다만, 앞으로 많은 대기업이 효소 제품을 생산 판매할 것으로 예측됩니다. 효소 제품이 건강기능 식품이 아닌 일반 식품으로 변경되면서 제품 생산이 더욱 많아질 것으로 판단됩니다. 웅진식품, 풀무원, 암웨이 등 기존 건강기능업체에서도 다양한 형태의 제품을 연구, 개발, 판매하고 있습니다. 그러나 최근 효소 제품 판매업체 가운데 제품력이 없이 다단계식의 접근을 하여 소비자를 현혹하고 있는 사례가 발생하고 있으니, 독자 여러분께서는 제품의 구입과 복용에 많은 주의를 기울이셔야 합니다.

〈그림 18〉 다양한 효소 제품

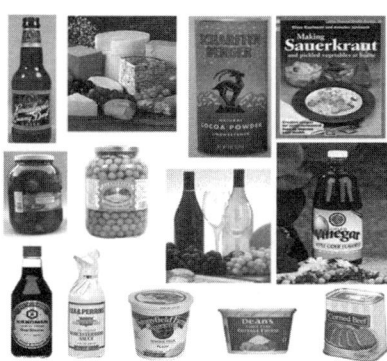
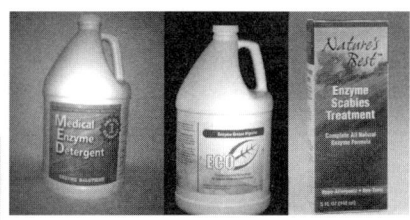

〈오른쪽〉효소가 들어 있는 세제 및 청결제
〈왼쪽〉다양한 발효 제품

4. 효소 부족으로 생기는 질환

우리가 살면서 겪는 수많은 질환 가운데 많은 질환이 효소의 결핍과 관련되어 있습니다. 이중에서 가장 대표적인 6가지 질환에 대해 다음에 간단한 소개를 하였습니다. 현재 국내에서 효소치료법이 가능한 병원으로는 차병원, 포천중문의대가 대표적이라고 할 수 있습니다.

① 유당분해효소결핍증(lactose intolerance)
우유를 소화시키지 못하는 병으로 전염병이나 암 종류와는 다른 병입니다. 동양인의 90%, 흑인의 75%, 서양인의 25%에서 나타나며 정도가 매우 다양합니다. 남녀 모든 연령층에서 발병이 가능합니다. 어린이의 경우 기저귀 발진이 나고 거품투성이의 설사를 하게 됩니다. 구토와 더불어 성장 발달이 늦어집니다. 성인은 뱃속에서 꾸르륵거리는 소리가 자주 나고 가스가 차고 복부팽만감이 나타납니다. 심하면 설사를 자주 합니다. 이 병은 락타아제(lactase)라고 하는 유당분해효소가 없거나 부족하기 때문에 생기는 것으로 알려져 있습니다. 현재까지 예방법은 없고 정기적으로 락타아제를 복용하거나 가수분해된 우유를 섭취하는 방법 등이 제안되고 있습니다.

② 설탕소화불량증(sucrose intolerance)
설탕소화불량증은 설탕분해효소인 인베르타아제(invertase)나 슈크

라제(sucrase) 등이 부족하여 발생합니다. 설탕을 함유한 식품의 소화, 흡수가 부진하여 장내 삼투압을 증가시키고 장내 발효를 일으켜 설사, 고창, 거품성 변 등의 증상이 나타납니다. 식이요법으로는 식사에서 설탕 및 설탕 성분이 많은 과일이나 채소 등을 제거해야 합니다. 그 밖의 치료법으로는 곰팡이에서 생산되는 이당류 분해효소를 대체 사용하는 방법이 있습니다. 일반적으로 설탕소화불량증은 성장과 함께 회복됩니다.

③ 췌장염(pancreatitis)

췌장은 위장 뒤에 숨어 있는 작은 장기로서 우리 몸의 소화와 면역에 중요한 역할을 합니다. 췌장의 기능은 췌장액이라는 소화효소를 분비하고, 인슐린 호르몬을 분비해 혈당을 조절합니다. 따라서 췌장 기능이 떨어지면 소화불량에 의한 복통·설사가 생기고, 혈당 조절이 안 되어 당뇨병 위험이 높아집니다. 췌장염은 대체로 큰 합병증이 없으면 입원 1~2주 내로 퇴원할 수 있습니다. 그러나 회복되더라도 이후 계속 술을 마신다면 알코올로 인해 괴사성 췌장염을 일으키게 되고 때로는 사망할 수도 있습니다.

건강심사평가원에 따르면 2004년 췌장염 환자는 4만 3,000여 명으로 지난 2001년 3만 3,000여 명에서 1만 명가량 증가했는데, 이는 알코올에 의한 만성췌장염이 늘어난 것이 주된 증가 요인으로 추정되고 있습니다. 전문의들은 췌장염을 예측하거나 예방할 수 있는 묘책이 없으므로, 평소에 과도한 음주를 삼가는 것만이 유일한 예방책이라고 조언합니다. 또 예전에 과도하게 음주했던 사람이 최근에는 술을 마시지 않더라도 이유 없이 복통, 설사가 반복되고 체중이 감소하게 되면 알코올에 의한 만성췌장염일 가능성이 있으므로 진료를 받아야 한다고 합니다. 요즘 소주의 알코올 도수가 낮아져 여성분들도 음주를 많이 하는 경향이 있는데, 이런 면에서 췌장염의 위험성은 점점 높아지고 있다고 판단됩니다.

췌장염은 급성과 만성으로 나눌 수 있습니다. 급성췌장염은 평소 건강한 췌장에 폭음, 폭식 후에 소화효소나 담즙이 췌장 내로 역류해 췌장조직에 염증이 발생하는 질환으로서 치유되면 대부분 췌장이 정상으로 돌아옵니다. 그러나 만성췌장염은 만성적인 염증으로 점차 췌장이 돌처럼 딱딱해지면서 장기간에 걸쳐 췌장기능이 점차 소실되는 질환으로서 90%는 술이 원인입니다. 만성 염증으로 췌장기능이 저하돼 소화액, 소화효소가 부족하기 때문에 지방이 소화되지 않은 채 대변으로 나오는 지방성 설사를 하거나, 식욕 부진·체중 감소가 현저해집니다. 제 견해로는 술을 즐겨 드시는 독자분들은 평소에 리파아제와 프로테아제(혹은 이 효소가 풍부한 식품)를 충분하게 섭취하는 것이 가장 좋은 예방책이라고 생각합니다.

④ 파브리병(Fabry's Disease)
파브리병은 알파갈락토시다아제 에이(alpha-galactosidase A)라는 효소가 없어서 생기는 질환입니다. 이 효소는 글리코스핑고리피드(glycosphingolipid)라는 당지질 대사의 중요 물질로, 이것이 없으면

그 물질이 배설될 수 있는 좀 더 단순한 형태로 변할 수가 없기 때문에 체내 어떤 조직에 축척됩니다. 이 물질은 어디에나 축적되는데 특히 신경과 신장을 잘 침범합니다. 증상은 결핍의 정도와 관련이 있는데, 남성이 좀 심한 편이고 전혀 효소가 없을 때는 증상이 소아기나 청소년기에 나타납니다. 통증과 이상 감각이 사지에 발생하며, 빨갛게 올라와 있는 혈관각화종이란 것이 피부와 입안에 생기게 됩니다. 발한 기능이 감소되며, 각막과 수정체가 점차 혼탁해 집니다. 성인이 되면 신장이 침범되고 그에 따라 2차성 고혈압도 나타나며, 심기능도 저하됩니다. 증상과 합병증에 대한 대중적인 치료방법이 몇 가지 있습니다. 최근에는 보다 근본적인 치료방법으로 결핍된 효소를 주입해 주는 효소치료법이 제안되고 있습니다.

⑤ 아토피성 피부염(atopic dermatitis)
아토피성 피부염은 대표적인 난치병으로 꼽히고 있습니다. 예전에는 어린이에게나 흔히 나타나는 가벼운 피부질환이었으나 최근 들어 환자의 연령대가 노인으로까지 광범위해지고 증상 또한 악성화되고 있습니다. 스테로이드제 등 의약품을 이용한 치료법이 부작용과 치료효과 부진 등 문제를 안고 있는 요즈음, 이 같은 아토피성 피부염을 천연 식품으로 치료할 수 있는 대체요법이 국내에 소개되어 관심을 불러일으키고 있습니다. 아토피성 피부염을 치료하기 위한 여러 방법과 대안이 나와 있지만, 이 책에서는 효소와 관련된 '니와요법(丹羽療法)'에 한정하여 말씀드리고자 합니다.

니와요법은 활성산소를 분해시키는 효소(SOD)를 복용함으로써 몸 안의 활성산소를 정상 수준으로 유지시켜 주는 방법이라고 할 수 있습니다. 천연 항산화 성분을 대량으로 함유하고 있는 곡류나 한약재를 원적외선으로 볶은 후 발효시키는 기술이 이 요법의 핵심입니다. 니와 유키에(丹羽靭負) 박사는 오사카 출신으로 일본 도쿄대 의학부를 졸업한 후 오사카 적십자병원 등에서 근무했습니다. 아토피와 암을 주로 치료하면서 활성산소에 대한 연구에 몰두하던 중 지난 1980년 무렵 아들이 백혈병에 걸려 항암제를 투여받았으나 효과를 보지 못하고 1년여 만에 죽자 본격적으로 한방에 기초한 치료법 개발에 나섰다고 합니다. 현재 활성산소분해효소(SOD) 제재를 활용한 니와요법을 개발, 아토피와 암치료 분야 대체요법 전문가로 인정받고 있습니다. 특히 아토피에 대한 효험이 알려지면서 한국에서도 최근 2년 동안 3백여 명의 환자가 도사시미즈(土佐淸水) 병원을 다녀갔다고 합니다. 좋은 의사는 국경을 가리지 않지요.

⑥ 고셔병(Gaucher disease)

고셔병은 Lysosmal Storage Disorder(LSD)라고 불리는 질환의 가장 일반적인 질환입니다. LSD는 리소좀(lysosome)이라 불리는 세포벽에 일종의 탄수화물과 지방이 축적되는 질환입니다. LSD의 다른 예로는 헐러(Hurler)증후군, 패브리(Fabry)병, 니만픽(Niemann-Pick)병과 테이삭(Tay-sachs)병 등이 있습니다. 고셔병은 1882년 간장과 비장이 비대해진 환자의 병을 처음 기록한 프랑스 의사 필립 고셔(Philippe

Charles Ernest Gaucher) 때문에 불리게 되었습니다. 1924년 독일 의사가 고셔병에 걸린 환자의 비장으로부터 지방조직의 화합물을 분리해 냈고, 10년 후 또 다른 프랑스 의사가 이 화합물이 백혈구와 적혈구의 벽에서 발견한 성분인 글루코세레브로시드(glucocerebroside)라는 것을 확인했습니다. 1965년 미국 국립보건원 브래디(Brady) 박사와 그의 동료들이 글루코세레브로시다아제(glucocerebrosidase) 효소의 결핍으로 글루코세레브로시드가 축적된다는 것을 밝혀냈습니다. 브래디 박사가 개발한 효소대체법(Enzyme Replacement Therapy, ERT)이라고 하는 이 치료법은 고셔병 타입 1 환자의 대부분의 증상을 현저히 경감시키는 것으로 알려져 있습니다. 동유럽인 아슈케나지(Ashkenazi, 중부·동부 유럽인 후손)가의 유태인들 사이에는 고셔병 발병률이 높아서 450명 중 1명이나 됩니다. 유태인들 사이에서 고셔병이 빈번하자 고셔병은 '유태인들의 유전질환'이라고 오인되어져 왔습니다.

5. 자주 물어보는 질문들(FAQ)

> 필자는 지난 2005년 7월 25일부터 다음(Daum) 포털에 신박사의 효소카페(cafe.daum.net/EnzymeCafe)를 운영해 오고 있습니다. 여기서는 지난 5년간 많은 분들로부터 받은 질문 가운데 중요한 내용을 정리해서 올려 보았습니다. 책을 통해서 제가 하고픈 이야기를 했다고는 하지만, 이번 질문란을 통해서 독자 여러분들의 말로 올려주신 궁금하신 질문에 대해 답을 달아보았습니다. 그리고 혹시 이 책을 읽으면서 다른 질문이 생기셨다면 지체 없이 다음카페의 "신박사의 효소 Q&A"란에 글을 올려주세요.

Q 신 박사님께서는 발효액에 효소가 많이 포함되어 있어 우리 몸에 많은 이로운 작용을 한다고 하셨는데, 이 작용이 우리의 소화기관 내에서만 이루어지는지 아니면 몸에 흡수되어 혈액 중이나 세포 내까지 이동하여 작용하는지 궁금합니다. 왜냐하면 효소도 단백질의 일종이기 때문에 소화기관에서 단백질분해효소에 의해 분해되어 아미노산 상태가 되어 몸에 흡수되는지 그것이 궁금하기 때문입니다.

(ID: 아스팔트사나이)

A 제가 강연을 다니면서도 가장 많이 받는 질문 중 하나가 "효소는 무척 불안정하므로 섭취했을 때 위 속에서 모두 분해되어 없어지지 않나요?"라는 것입니다. 먼저 결론을 말씀드리면, "반드시 그렇지는 않다!"입니다. 우리가 섭취하는 효소는 위액에 의해 모두 파괴되지 않고 일부는 그 활성이 살아서 장까지 이동합니다. 이때 다양한 세포의 물질흡수 방법(mechanism)에 의해 우리 몸속으로 흡수됩니다. 소화를 돕는 트립신, 키모트립신 등의 효소는 위액과 함께 위 속에서 활성을 나타내고, 여러 종류의 펩티다아제(peptidase)는 염증을 없애는 기능이 있어 관절염 치료제 등으로 사용됩니다.

`ENZYME`

Q 먼저 건강과 효소에 관심이 많은 사람으로서 선생님의 카페를 알게 된 것을 기쁘게 생각합니다. 선생님의 저서 『엔자임: 효소와 건강』 49쪽에 보면 "효소는 정상 온도 상태보다 섭씨 45도의 고열이 있을 때에 더 활발하게 활동을 하게 된다"고 되어 있습니다. 그런데 다른 자료들에는 효소가 인체 온도 36~37도에서 가장 활성화된다고 하는데 어느 게 옳은지요? (ID: 김**)

A 일반적으로 모든 촉매는 온도가 올라갈수록 활성이 올라갑니다. 효소 역시 그렇습니다. 그런데 문제는 효소의 경우 한계온도가 있다는 것입니다. 일반적으로 섭씨 50도 전후를 한계온도로 보시면 됩니다. 즉 45도까지 온도가 올라갈 때 활성화되는 것은 옳지만, 그 온도에서 몇 시간 동안 있으면 효소가 활성을 잃게 됩니다. 온도가 더욱 올라가면 그만큼 짧은 시간에 활성을 잃게 됩니다.

ENZYME

Q 효소는 소화기능이 떨어지는 중년 이후에 섭취하는 것이 좋다고 들었습니다. 이런 효소를 어린이가 먹어도 좋은가요? (ID: 무기명)

A 결론부터 말하자면, 당연히 좋다고 할 수 있습니다. 최근 미국과 독일을 중심으로 어린이를 위한 소화효소 제품 포뮬러가 별도로 개발되고 있고, 해외에서는 소화효소가 상대적으로 부족할 수 있는 어린이를 위한 효소보충용 제품도 꾸준히 판매되고 있습니다. 국내에서는 아직까지 별다른 주목을 받지 못하고 있지만 영양분의 고른 섭취와 알레르기 예방 차원에서 효소 제품이 언제까지 냉대받지는 않을 것입니다. 특히 어린이용 효소 제품은 유산균과 같은 스테디셀러가 될 가능성도 높다고 할 수 있지요. 소화가 안 되면 먹어도 헛것입니다. 특히 성장기 어린이에게 균형 잡힌 영양 섭취를 위해 소화가 무척 중요합니다. 어린이들 중에는 의외로 영양분 섭취에 문제가 있는 경우가 많습니다. 여러 가지 이유가 있겠지만 소화효소가 부족하기 때문일 가능성도 높지요. 소화효소가 부족할 경우 단백질이나 지방과 같은 영양물질이 잘 소화되지 않아 성장에 장애가 될 가능성이 높으며, 충분히 분해되지 않은 상태의 아미노산 등이 소장에 흡수되면 알레르기 반응을 일으키는 경우도 있기 때문에 주의해야 합니다. 특히 시험기간에는 학생들이 시험 스트레스 등으로 인해 소화기능이 더욱 떨어져서 속이 더부룩해지는 경우가 많은데, 이는 소화뿐만 아니라 시험성적에도 큰 영향을 미치게 됩니다. 다른 조건이 일정하다면 위와 장이 건강한 학생이 성적도 좋답니다. **ENZYME**

Q 신 박사님의 저서 『엔자임: 효소와 건강』을 아주 흥미롭게 잘 읽었답니다. 그런데 몇 가지 궁금한 사항이 있어서 질문 드리오니 꼭 답변 부탁드립니다.

1. 가정에서 각종 식재료(과일, 야채, 산야초 등)를 이용해서 발효액을 만들 때 발효가 완성되었다고 판단할 수 있는 육안 관찰법이 있으시면 좀 알려주세요.

2. 가정에서 흔히 발효시킬 재료를 설탕에 버무려 용기에 담아놓았다가 발효가 다 되었을 때 건더기를 건져낸 후 발효액만을 2차 숙성시키는 방법을 사용하는데, 왜 굳이 2차 숙성을 따로 시키는지 그 이유와 2차 숙성이 완성되었다고 판단할 수 있는 판별법이 있다면 알려주세요.

3. 신 박사님의 저서에 따르면, 발효액의 경우 효소함유량은 극히 미미하다고 하셨는데 무슨 실험에 근거하신 의견이신지요?

4. 『효소음료건강법』(박국문 저)이라는 책에서 저자는 "야생의 효모와 유산균들은 설탕을 먹이로 하여 엄청난 숫자가 불어난다"라고 주장하는데 이때 효모가 늘어나는 것과 효소 함량이 늘어나는 것은 별개인지요?   (ID: 목마)

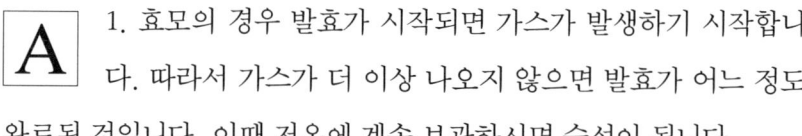

A 1. 효모의 경우 발효가 시작되면 가스가 발생하기 시작합니다. 따라서 가스가 더 이상 나오지 않으면 발효가 어느 정도 완료된 것입니다. 이때 저온에 계속 보관하시면 숙성이 됩니다.

2. 숙성은 발효와 기타 생화학반응을 저온에서 느리게 진행하는 과정이라고 생각하시면 됩니다. 또한 발효에 사용한 재료의 성분이 물과 알코올 등에 녹아나오는 추출과정이 동시에 진행됩니다. 따라서 맛과 향기 등으로 숙성을 멈추는 시점을 판단하셔야 합니다. 개인차가 있으니 본인이 맛있게 먹을 수 있는 단계에서 발효를 중지

하시면 됩니다.

3. 효모가 많다고 해서 효소가 많은 것은 아닙니다. 효소는 미생물과는 다른 활성단백질로서, 단백질을 미생물 세포막(벽) 밖으로 배출하는 경우에만 발효액에 남아 있게 됩니다.

4. 효모는 미생물의 일종으로 발효를 진행시키면서 효소를 분비합니다. 따라서 일정 부분 관련은 있지만 반드시 정비례 관계에 있지는 않습니다. 또한 발효액에 효모가 계속 잔류한다면 발효액의 품질이 지속적으로 변하게 됩니다. 공기가 들어가면 발효가 중단되면서 호흡(respiration) 단계를 밟게 되어 시큼한 산성물질이 생성되므로 주의해야 합니다. 쉽게 생막걸리를 생각해 보시면 됩니다. 생막걸리를 맛있게 먹을 수 있는 기간은 아무리 길어도 일주일 정도입니다. 발효액도 동일합니다. 따라서 판매되는 발효액은 열처리를 통하여 효소와 효모를 제거하게 됩니다. 이것을 제거하지 않으면 제품 유통을 할 수 없기 때문이지요. 따라서 효소도 그 활성을 잃게 되는 것입니다. 그러나 집에서 만들어서 그때그때 먹는 발효액은 그럴 필요가 없으니 효소를 더욱 풍부하게 섭취하실 수 있으실 겁니다. **ENZYME**

Q 효소에 관심이 많은 터에 신 박사님의 카페에서 많은 공부를 하고 있습니다. 물론 책자도 구입해서 읽어 보았고요. 저에게 열대과일 발효원액이 있는데, 소개 자료에 의하면 파파인, 브로멜라인 등 효소가 많은 과일들을 원료로 만든 것이라 합니다. 이 발효원액에 그런 효소가 존재하는지 여부를 검사할 수 방법이 있는지요? 검사기관과 소요경비는 어느 정도인지요? 궁금하여 질의합니다. (ID: 팔검)

A 물론 효소의 활성을 측정할 수 있습니다. 그러나 효소의 종류를 확인할 수는 없습니다. 왜냐하면 물에 녹아 있는 효소는 활성으로만 확인할 수 있기 때문입니다. 현재 소비자들을 위해 공식적으로 효소활성을 측정해 주는 기관은 없습니다. 단지 효소 제품을 생산하는 기업에서는 자체적으로 효소활성 측정을 하고 있으므로 요청이 가능합니다. 측정 소요경비는 어떤 검사를 하느냐에 따라 무척 다를 것으로 보입니다. 지금처럼 효소발효액을 만드는 분들이 증가한다면, 조만간 민간기관이 이런 역할을 할 수 있지 않을까 하는 바람입니다. **ENZYME**

〈그림 19〉 소형 발효조(small fermentor)

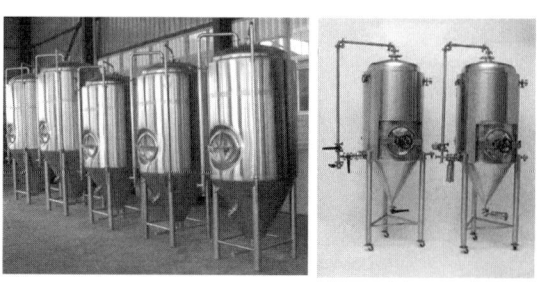

Q 효소를 많이 섭취하면 건강에 좋다는데 소화효소제(예, 판크론, 베아제)를 섭취하면 어떨까요? 물론 음식으로 공급하는 것보다는 못하겠지만 그런대로 효과가 있을지요? 어차피 외부에서 공급해 주는 효소이고 비용 및 간편성에서는 유리하다고 생각되어서요. 선생님의 가르침을 바랍니다. 늘 건강하세요. (ID: 마법사)

A 효소의 공급 측면에서는 분명 소화제도 효과가 있습니다. 다만 소화제에는 효소 이외에 다양한 화학약품이 포함되어 있으므로 복용량을 조절해야 합니다. 평소 소화가 잘 안 되는 분들의 경우 1~2알가량 수일간 섭취하는 것은 그리 큰 문제가 없다고 말씀드릴 수 있습니다. 하지만 현재 국내에서는 약으로 시판되고 있는 것이므로 과량 복용하는 것은 자제하시고 식품 혹은 건강기능식품의 형태로 복용하는 것이 좋다고 생각합니다. `ENZYME`

Q 분말주스는 어떤 게 좋은지요? 영양분이 파괴된 주스를 고를까 봐 고민입니다. 아직 안목을 키우지 못함에 이렇게 조언 부탁 드립니다. (ID: 한**)

A 분말주스의 분말은 원료 자체를 가공하여 최종적으로 동결건조 또는 분무건조를 통해서 나온 제품입니다. 대부분의 제품이 영양분의 큰 파괴는 없습니다만 분말의 경우 원료보다는 부용제가 많이 들어갑니다. 건강에는 큰 이상이 없지만 그렇다고 이 음료를 많이 먹는다고 해서 건강에 좋다고 결론 내리기는 곤란합니다. 다만 갈증 해소에는 도움이 되겠지요. 분말을 만들 때 아주 높은 온도에서 살균 처리를 하는 것은 아니니 영양분의 파괴에 대해서는 크게 신경을 쓰지 않아도 되리라 생각됩니다. 그러나 분말주스에 포함된 효소의 함량은 별도로 분석해 보기 전에는 정확히 알기 어렵습니다. (이 답변은 저희 카페에 올려주신 관련 전문가 분의 의견을 요약해서 적은 것입니다) `ENZYME`

Q 신 박사님의 저서 『엔자임: 효소와 건강』을 보면 효소를 활성단백질이라고 했는데 일반 단백질과 활성단백질에는 어떤 차이가 있나요? 세포는 영양분을 공급받아 단백질을 조합한다고 하는데 효소는 어떤 역할을 하나요? 또한 대사과정에서 효소가 생성된다고 했는데 효소가 대사에 영향을 주는 것도 있나요? (ID: 삼신)

A 활성단백질이란 우리 몸속에서 생화학적 기능을 하는 물질을 말합니다. 밥에 콩을 넣어 밥을 지은 후 그 콩으로 싹을 틔울 수 있나요? 아마 썩고 말 겁니다. 그러나 신선한 콩은 싹이 잘 나지요. 또한 싹 난 보리를 말려서 만든 가루(엿기름)는 식혜(혹은 감주)를 만드는 원료가 되기도 합니다. 효소의 역할은 생명 유지의 알파와 오메가입니다. 모든 대사는 효소가 관여합니다. 밥을 소화시켜 에너지를 얻는 과정에서만 수백 가지 효소가 사용됩니다. 이 중 하나만 없어도 심각한 대사질환에 걸리게 됩니다. `ENZYME`

Q 한 가지 재료에 설탕을 넣어서 발효를 시키면 한 가지 효소가 생성되리라고 추정합니다. 그런데, 백 가지 재료를 한꺼번에 넣어서 발효를 시키면 백 가지 종류의 효소가 생깁니까, 아니면 전혀 다른 새로운 종이 생깁니까? 만약 백 종류의 효소가 생긴다면 자기들끼리 세력 다툼이나 도태 현상은 발생하지 않습니까?

(ID: 엔자임)

A 한 가지 재료(예: 설탕)를 사용하여 발효시켜도 효소는 수백~수천 가지가 생깁니다.

그 이유는 재료를 먹고 발효라는 과정을 거치는 미생물 때문입니다. 미생물의 내부에서는 사람의 몸속에서와 마찬가지로 대사작용이 일어나는데, 이 대사과정을 통해 여러 종류의 효소가 만들어지기 때문입니다. 온도나 산도(pH), 그리고 여러 가지 요인에 의해 효소의 양과 종류는 달라집니다. 다양한 재료를 이용하면 분명 한 가지 재료를 이용했을 때와는 다른 효소가 얻어집니다. 하지만 재료가 다양하다고 해서 재료와 비례하여 더 많은 종류가 얻어진다고 말할 수는 없습니다. 효소를 만드는 것은 재료뿐만 아니라 다양한 미생물과 그 미생물을 둘러싸고 있는 발효환경입니다. **ENZYME**

Q 저희 아이는 미토콘드리아 근병증으로 의심받고 있습니다. 미토콘드리아 근병증은 다양한 종류가 있는데, 저희 아이는 MELAS라는 질환을 의심받고요. 실제 이 근병증은 미토콘드리아의 DNA 돌연변이로 인해 다양한 종류의 질환이 생기는 병입니다. 몇몇 환자 부모들과 사이트도 만들어 정보를 공유하고 있는데, 효소에 관심이 있어 질문을 드립니다. 최근 들어서는 결국 미토콘드리아의 돌연변이지만 지지요법으로 유지하게 되면 돌연변이 세포가 줄어들 수도 있다는 희망도 있어서 문의 드립니다. 대부분 미토콘드리아의 돌연변이이지만 그 종류 중에는 효소의 결핍과 관련된 경우가 많고요. 실제 지지요법으로 사용되는 약들도 대부분 비타민이거나 코엔자임 Q10 등이거든요. 대개 이 질환의 환아들은 미토콘드리아의 에너지 생성문제로 간질 증상이 있고요. 힘을 쓰지 못하여 근육이 약화되어 심한 경우 침을 삼키지 못하는 경우도 있어 근병증이라고 하고요. 여러 종류 중에 효소 결핍 종류도 많이 있어서요. 또 이 병이 발병되는 사람도 있고 그렇지 않고 평생 살아가는 사람도 있는 등 다양하거든요. 그래서 어떤 효소들이 저희 아이의 생활에 도움이 될 수 있을까 하여 문의 드립니다. 그리고 제가 알기로 인체 내 수천 가지 효소가 있는 걸로 아는데 실제 책에 많이 나와 있는 아밀라아제 등은 말고 미토콘드리아 내부에서 활용되는 효소들에 대한 제품이나 그 효소의 생성을 지원해 주는 것들이 있는지요? (ID: 꾸미)

A 무척 상심이 크시겠습니다. 가족 중에 누군가가 아프다는 것은 참 힘든 일입니다. 사실 유전질환은 유전적인 치료가 가장 필요하나, 현재 유전자 치료가 널리 보급되지 못한 실정이라서, 대체요법으로 복합효소의 복용이나 글리코뉴트리언트(희귀 탄수화물)를 복용하는 요법 등이 시행되고 있습니다. 일단 소화효소를 통하여

인체 내 소화기능을 증대시킨다면 다양한 대사 관련 효소를 생산할 수 있는 여력이 생기게 될 테니 큰 도움이 될 것으로 판단됩니다. 좀 더 자세한 부분에 대해서는 저도 공부가 필요할 듯합니다. 연구해서 조만간 글을 올리겠습니다. 힘내세요. ENZYME

Q 청국장도 효소가 살아 있는 상태에서 먹어야 좋을 것으로 생각됩니다. 그렇다면 생청국장이나 청국장환을 먹는 것이 가장 좋을까요? (ID: 노불)

A 우리나라의 청국장은 고초균(枯草菌)이 콩을 발효시켜 만든 식품이고, 일본 낫토는 낫토균이 콩을 발효시켜 만든 것입니다. 물론 고초균과 낫토균 모두 바실러스(Bacillus)라는 미생물의 일종으로, 서로 사촌 사이라고 생각하시면 됩니다. 두 식품 모두 혈전을 분해시키는 효소가 풍부하게 함유되어 있습니다. 그러나 미생물의 차이에 의해 청국장은 고유한 냄새가 심하게 나고, 낫토는 은은한 풍미가 나는 특징이 있습니다. 이런 특징 이외에도 청국장은 단일균이 아닌 잡균에 의한 발효가 진행되어 일부 독성 미생물도 자라는 것이 현실입니다. 이에 반해 현대식 일본 낫토는 단일균에 의한 발효가 진행되는 특징이 있습니다. 전통적으로 청국장을 끓여서 먹고 낫토는 생으로 먹는데, 그 이유는 냄새와 풍미의 차이 때문이 아닌가 합니다. 요즘 국내에서도 냄새가 적은 청국장이 많이 나오고 있는 것으로 압니다. 효소를 섭취하려면 끓여먹는 것보다는 생청국장이 제일 좋겠지요. 하지만 청국장에는 효소 이외에도 풍부한 아미노산과 아이소플라본(isoflavon) 등의 기능물질이 많이 들어 있으니, 청국장 찌개도 즐겨 드시면 좋을 것으로 판단됩니다. **ENZYME**

Q 현대의 식생활이 영양의 불균형으로 비타민, 미네랄, 효소 등이 부족한 건 사실인데 균형 잡힌 식생활과 생식 등으로 적당한 영양과 효소가 공급된다면 따로 효소를 섭취하는 등으로 혹시 효소의 과잉상태를 부르지 않을까요? 과잉의 효소가 지속될 시 단식 때처럼 조직세포의 '자가융해'를 지속하지 않을까요?

(ID: freeman)

A 기본적으로 모든 영양분은 과다 섭취할 경우 어느 정도 부작용이 있게 됩니다. 그러나 한편으로 생각해 보면, 현대인의 실생활에서 절대로 과다 섭취할 수 없는 부분이 있습니다. 효소의 경우가 그러합니다. 과일이나 야채 등으로 효소를 섭취할 경우 절대로 과다 섭취할 수는 없습니다. 한편 보조식품으로 효소를 복용할 경우는 과다 섭취가 가능합니다. 소화효소의 경우는 복용량보다 과다 섭취하면 설사 등의 증상이 올 수 있습니다. 그러나 그 외에 심각한 증상은 보고된 바가 없습니다. 항산화효소의 경우는 과다 섭취할 경우 피부질환을 비롯한 다양한 부작용이 보고되어 있습니다. 사실 저도 수년 전 실제로 항산화효소가 다량 함유되어 있는 어떤 원료를 시험해 보고자 과다하게 섭취한 경험이 있습니다. 섭취 후 일주일 간 온몸에 발진이 생기고 두통 및 다양한 부작용이 실제 있었습니다. 따라서 정량을 섭취하는 것이 좋으며, 개인에 따라 복용 후 반응을 보며 복용량을 조절하는 노력이 필요하다 하겠습니다. 항암치료의 보조제로 사용되는 프로테아제의 부작용으로는 통증 등이 있는데, 이 분야는 추후 좀 더 연구가 필요한 부분이라 생각합니다. `ENZYME`

6. 효소의 미래와 전망, 그리고 산업적 기대

근래에 들어 효소에 대한 관심이 증대되면서 다양한 분야에서 효소가 활용되고 있습니다. 국내에서는 야채를 발효시켜 얻는 효소액이 대중들에게 큰 인기를 얻고 있지만, 효소는 식품에만 국한되지 않고 이미 산업의 각 분야에 널리 퍼져 있어 미래가 무척 기대가 됩니다. 저는 지금의 시대를 감히 '효소의 시대(Enzyme Century)'라고 말하고 싶습니다.

최근 필자의 관심을 끄는 흥미 있는 제품 몇 가지를 소개하고자 합니다. 최근 미국에서도 과중한 학습 부담과 시험 스트레스에서 벗어나고픈 학생층을 파고드는 기능식품들이 쏟아져 나오고 있다고 합니다. 특히 새 학기가 시작되거나 방학이 끝난 후에 학생들이 학교(기숙사)로 돌아오는 무렵은, 이들을 겨냥한 신제품 기능식품을 출시할 절호의 기회로 인식되고 있다는 후문입니다. 이 학생들을 겨냥한 효소 보충제인 '엔자임 타임(Enzyme Time)'은 '가스 앤드 블로트 버스터(Gas and bloat buster)'라는 별명으로 통하고 있습니다. 스트레스로 인한 복부팽만감을 날려버리는 효능으로 소화 장애로 인한 학습 능률 저하를 막아주는 제품이라고 할 수 있지요. '엔자임 타임'에는 파인애플에서 얻어진 단백질분해효소인 브로멜라인(bromelain)과 알칼로이드 성분의 일종인 베타인(betaine hydrochloride), 파파야 열매에 함유되어 있는 소화촉진효소인 파파인(papain) 등이 복합되어 있습니다. 따라서 '정크푸드'에 길들여진 청소년들의 장(腸)을 깨끗하게 해 주는 정장작용에 초점이 맞춰진 제품이라 할 수 있습니다.

또한 얼마 전 필자의 연구실에 다녀간 L모 생활건강팀장으로부터 효소화장품의 출시에 대한 이야기를 전해 들었습니다. 다양한 항산화효소를 함유한 화장품 제품이 출시될 예정이라고 합니다. 항산화효소가 있어 피부의 건강을 유지시켜 준다는 설명도 덧붙였습니다. 드디어 우리나라에서도 효소가 먹는 것에서 벗어나 바르는 단계에까지 나아가고 있다는 느낌을 받았습니다. 사실 화장품 분야에서 효소를 포함한 다양한 활성단백질 원료를 제품에 이용하고자 하는 노력은 지난 수십 년간 지속적으로 시도되어 왔고, 그 중 단백질분해효소는 세계적으로 가장 많이 이용되고 있는 효소라고 할 수 있습니다. 이 효소들에는 단백질 분해작용이 있어서 피부의 노폐물뿐만 아니라 각질과 모공 속 더러움까지 제거하고 피부 자극이 덜해서 민감한 피부에도 적당합니다. 효소는 피부의 오래된 각질층(죽은 단백질층)에 단백질 분해작용을 하여 노폐물 등의 제거를 용이하게 해 주는 특징을 갖습니다. 즉, 죽은 각질을 제거하여 피부 재생 및 활성화에 도움을 주는 것이며, 메커니즘은 다르지만 과일산(AHAs, Acetolactate synthase)과 작용이 유사하다고 볼 수 있습니다. 화장품에 포함되는 효소 성분을 구체적으로 살펴보면 다음과 같습니다.

① 아밀로글루코시다아제(Amyloglucosidase, 글루코아밀라아제; glucoamylase): 배당체 물질들에서 당 성분을 제거해 피부 침투 속도를

증가시켜 주는 당 분해효소

② 파파인(papain): 각질을 부드럽게 녹여 주는 파파인 효소가 물리적인 작용 없이 각질을 녹여 주는 작용으로 예민한 피부의 들뜬 각질을 제거

③ 리파아제(lipase): 천연 지질효소인 리파아제가 모공 속 깊이 있는 피지까지 자극 없이 부드럽게 깨끗이 제거

궁극적으로 효소는 우리 몸의 질병과 싸우는 역할을 합니다. 병원에서 치료할 때에도 효소가 쓰입니다. 의약품에는 물론이고, 카테터(catheter) 같은 의료기에도 효소가 쓰입니다. 카테터란 몸 안으로 항암제나 항생물질 등을 넣거나 몸 안을 검사할 때 쓰이는 관입니다. 여러 가지 재료로 카테터를 만드는데, 카테터가 혈액과 접촉하면 관내에 혈액이 응고한 혈전이 생겨 관을 막아 버리게 됩니다. 여기서 카테터에 혈전이 생기지 않도록 하기 위하여 효소를 사용합니다. 이때 쓰이는 효소가 유로키나아제(urokinase)입니다. 유로키나아제는 혈액 속에 다량 함유된 플라스미노겐(plasminogen)이라는 단백질을 플라스민으로 바꾸는 역할을 하는데, 플라스민의 작용으로 혈전이 용해되므로 카테터의 관이 혈전 때문에 막히는 일이 없어집니다. 감마유로키나아제도 생성된 혈전피브린(fibrin)을 용해시키므로 카테터에 쓰이며, 이러한 제품은 현재 시판되고 있습니다.

연구에 따르면 효소혼합물은 혈관 내의 콜레스테롤, 혈전, 혈전 관련 증상, 정맥 관련 질환, 간헐적 동맥질환, 그리고 순환기질환에 따른 암 등을 감소시키는 데 매우 효과적이라고 합니다. 일반적으로 효

소 제품은 두 가지 방향으로 감염을 억제합니다. 즉, 효소가 원래 가지고 있는 항염기능뿐만 아니라 인체가 원래 가지고 있는 효소들의 활성이 자극을 받아서 인체의 면역체계를 활성화시키는 것입니다. 사실 효소치료법은 이 사실만으로도 스테로이드계 약품보다 우수한 장점이 있습니다.

효소혼합물은 감염된 부위를 치료하는 속도를 빠르게 하며 세포조직의 투과성을 증대시키기도 합니다. 또한 효소혼합물은 미세혈전을 용해시키는 속도도 증가시켜서 혈관의 확장을 감소시키고 혈액순환을 도와 영양분과 산소가 몸 전체에 골고루 공급되도록 하여 정상 상태가 유지되도록 하는 훌륭한 기능을 합니다. 그러므로 감염기간이 단축되고 고통이 보다 빨리 멈추며 부상부위의 치유가 흔적 없이 빨리 이루어지는 것입니다. 앞으로 국내에서 이 효소치료가 보다 널리 보급되어 사용될 수 있기를 바라는 마음 간절합니다.

에필로그 효소박사의 아침생각

  미국 포드자동차의 창업자인 헨리 포드는 이 세상에 두 종류의 사람이 있다고 했습니다. 자신이 할 수 있다고 생각하는 사람과 자신이 할 수 없다고 생각하는 사람입니다. 물론 두 사람의 말이 모두 옳습니다. 언제나 본인의 경험이 그러한 믿음을 만들기 때문입니다.

  우리가 가진 성공과 실패의 경험이 그러한 믿음을 강화시키기도 하지만, 오히려 생각에 따라 성공과 실패가 갈리는 경우가 더 많습니다. 위대한 성과는 '큰 목표를 세우고, 할 수 있다는 강한 자신감 아래 과감히 도전하는 사람들'이 만들어 냅니다. 반면 '할 수 없다. 어렵다. 안 될 것이다'라고 처음부터 지레 겁먹고 시작하면, 이룰 수 있는 것이 하나도 없습니다.

  이것도 어쩌면 제 경험이 만들어낸 믿음일지 모르지만, 한 가지 확실한 것은 이러한 긍정적인 믿음 없이는 어려움을 넘어 성공의 기쁨을 맛볼 수 없다는 것입니다. 오늘도 우리 인생에 단 하루뿐인 새로운 아침이 시작됐습니다. 이 멋진 오늘을 열심히 삶으로 이 하루를 온전히 당신의 것으로 만들어 보세요. 마음속에 기쁨이 충만할 것입니다. 물론 성과도 배가될 것입니다. 효소에 관한 새로운 책을 내면서 벌거벗은 자의 두려움이 앞서는 것도 사실이지만, 다시 새로운 도전을 해야겠다는 생각이 듭니다. 효소의 무궁한 가능성 앞에서 좀 더 깊이 있는 공부와 연구로서 독자 여러분들과 다시 만날 날을 기약해 봅니다.

참고문헌

〈국내 문헌〉

김양문 편저(2002), 『효소와 함께하는 건강의 다른 길』, 양지.
김희철(2009), 『현대인은 효소를 밥처럼 먹어야 한다』, 소금나무.
박문국(2007), 『효소음료 건강법』, 하남출판사.
신현재(2005), 『엔자임: 효소와 건강』, 이채.
이홍우(2006), 『퀴네가 들려주는 효소 이야기』, 자음과모음.
임성은(2010), 『효소, 내 몸을 살린다』, 모아북스.
최양수(2005), 『산야초로 만드는 효소 발효액』, 하남출판사.

〈외국 문헌〉

Anthony J. Cichoke(1999), The complete book of Enzyme Therapy, Avery.
Anthony J. Cichoke(2000), Enzymes & Enzyme Therapy, Keats Publishing.
Copeland, R. A.(2000), Enzymes: A practical introduction to structure, mechanism and data analysis, Wiley-VCH.
Cutler, E. W., & Kaslow, J. E.(2005), MicroMiracles: Discover the healing power of enzymes, Rodale Books.
Edward Howell(1985), Enzyme Nutrition, Avery.
Friedrich Dittmar & Jutta Wellmann(2000), Enzyme Therapy Basics, Sterling Publishing.
Hiromi Shinya(2010), The Enzyme Factor, Council Oak Books.
Lita Lee & Lisa Turner(1988), The Enzyme Cure, AlternativeMedicine.com.
Loomis, H. F.(2005), Enzymes: The key to health, Grote Pub.
Rita Elkins(1998), Digestive Enzymes, Woodland Publishing.
Tom Bohager(2006), Enzymes: What the experts know, One World Press.
Tom Bohager(2008), Everything you need to know about enzymes, Greenleaf Book Group Press.
스루미 다카후미 저, 남원우 역(2008), 『효소가 생명을 좌우한다』, 배문사.
에드워드 호웰, 김기태·신현재·김혜진 공역(2003), 『효소영양학개론』, 한림원.
오카자키 타모츠, 정직상 역(2007), 『효소욕이 내 몸을 살린다』, 한언.

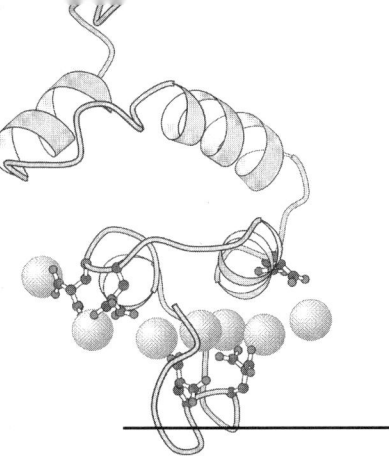

부록

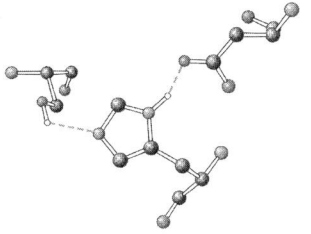

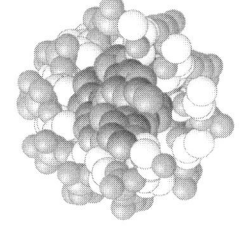

부록 주요 용어의 개념

여기에서는 효소 관련 연구에서 가장 빈번하게 나오는 핵심 용어의 개념을 설명했습니다. 약간 딱딱한 내용이지만 중요하니 한 번씩은 읽어 보세요. 본 용어의 해설은 '위키피디아(위키백과)'를 참조하였습니다.

❖ 효소(酵素, enzyme): 효소는 생명체 내부의 화학반응을 매개하는 단백질 촉매이다. 효소는 기질과 결합하여 효소–기질 복합체를 형성함으로써 반응의 활성화 에너지를 낮추는 촉매 역할을 한다. 각종 효소 이름은 대개 –아제(–ase)로 끝난다. 효소는 기질에 대한 특이성을 가지고 있으며, 일반적으로 상온에서 체온 정도의 온도와 중성 pH에서 잘 작동한다. 하지만 특이한 생명체의 효소들은 극한 조건, 예를 들면 섭씨 72도, pH 2의 강한 산성 상태 등에서도 작동할 수 있다. 효소는 촉매하는 반응의 종류와 반응하는 기질의 종류에 따라 효소 번호(EC number)로 분류된다.

❖ 조효소(coenzyme): 효소에 따라서는 반응에 필요한 보조 분자들이 있어야 하는 경우가 있다. 이러한 보조 분자에는 금속 이온과 같은 무기화합물과 유기화합물이 포함된다. 이러한 분자들의 양을 조절함으로써, 화학반응을 조절할 수 있다. (일반적으로 비타민이 사람의 물질대사 과정에서 조효소로 작동한다.) 조효소들은 연속적으로 일어나야 하는 반응을 중간에서 연결시켜줌으로써 복잡한 반응을 순서대로 일으킬 수 있다.

❖ 효모(酵母, yeast): 효모는 균계에 속하는 미생물로 약 1,500종이 알려져 있다. 대부분 출아에 의해 생식하나 세포분열을 하는 종도 있다. 크기는 대략 3~4마이크로미터이며, 하나

의 세포로 이루어진 단세포 생물이다. 흔히 빵이나 맥주의 발효에 이용된다. 효(酵)는 술밑을 뜻하는 한자이다. 모든 문화권의 고대 시기부터 술을 만들 때 효모를 이용해 왔음이 알려져 있다. 효모를 뜻하는 영어 이스트(yeast)는 고대 영어 gyst로부터 유래되었으며 '끓는다'는 뜻이 담겨 있다. 술을 만들 때 생기는 거품 때문에 붙은 이름이다.

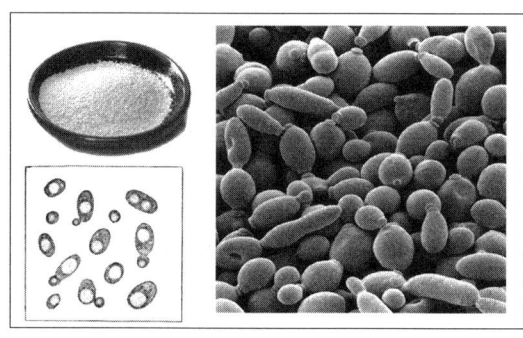

〈그림 20〉 오래전부터 알콜발효에 사용되어 온 효모균
(yeast, Seccharomyces cerevisiae)

❖ 발효(醱酵, fermentation): 넓은 의미의 발효는 미생물이나 균류 등을 이용해 인간에게 유용한 물질을 얻어내는 과정을 말하고, 좁은 의미로는 산소를 사용하지 않고 에너지를 얻는 당 분해과정을 말한다. 발효와 부패의 차이를 살펴보자. 부패란 미생물이 유기물을 분해할 때 악취를 내거나 유독물질을 생성하는 경우를 말한다. 이는 부패균에 의해서 일어나는데 발효와 부패는 모두 미생물에 의한 유기물의 분해현상이지만, 발효와 부패의 차이는 인간에게 있어 유용한 경우에 한하여 '발효'라고 부르고, 유용하지 못한 경우에는 '부패'라 부르지만 사실상 넓은 의미에서는 발효도 부패에 포함된다.

❖ 증생제(프로바이오틱스, probiotics): 증생제는 항생제에 반대되는 말로서, 영어의 프로바

이오틱스를 번역한 말이다. 유산균을 통째로 증생제로 사용한다. 예를 들면, 헬리코박터균을 억제하는 각종 유산균을 요구르트에 넣어 먹는 것은 증생제를 사용하는 것이다. 유산균은 건강한 사람의 소장과 대장에서 서식하는 주된 정상균총이다. 소장에는 주로 락토바실리가, 대장에는 주로 비피도박테리아가 주된 유산균이다. 나이가 들면 사람 몸속의 미생물 구성이 바뀌는데, 이것을 건강한 상태로 유지하기 위해 증생제를 먹는다.

❖ 프리바이오틱스(prebiotics): 프리바이오틱스는 결장에 있는 박테리아의 수를 한정하며 선택적으로 박테리아의 성장을 자극하여 인체에 유리한 영향을 주는 물질이며 인체 내에서 소화되지 않는 식품 구성요소로서 정의할 수 있다. 주로 소당류(oligosaccharides)이며, 프락토 올리고당(Fructo-oligosaccharides), 이눌린(inulin), 이소말토 올리고당(Isomalto-oligosaccharides), 락티롤(Lactilol), 유과올리고당(Lactosucrose), 락툴로스(Lactulose), 피로덱스트린(Pyrodextrins), 콩의 단쇄당(Soy oligosaccharides), 자일로 올리고당(Xylo-oligosaccharides)을 포함하고 있다. 이들은 주로 유산균 증식(bifidogenic) 요인으로서 불리며, 비피더스균(bifidobacteria)의 성장을 자극한다. 프리바이오틱스는 항암작용, 항균작용, 고지혈증(Hypolipidemia) 및 포도당 변조를 일으키는 활동을 한다. 또한 항골다공증 활동을 하며 무기질의 흡수와 균형을 개선하는 활동을 하고, 결장에서 식품 안에 들어 있는 칼슘과 무기질의 흡수를 증가시킨다. 프리바이오틱스는 변비와 간, 뇌질환의 약제로 사용되며, 염증성 장질환을 개선하고 장에 기생하는 병원균에 대항하여 보호작용을 하며 당뇨병에도 약간의 이익이 있다는 보고가 있었다.

❖ 면역계(immune system): 면역계는 생물체 내에서 병원체와 종양세포 등을 탐지한 다음 죽임으로써 질병으로부터 생명체를 보호하는 기능을 지닌 생물학적인 구조 및 과정을 의미

한다. 바이러스나 기생충과 같은 다양한 요소들로부터 세포를 보호하는데, 이러한 기능이 올바르게 작동하기 위해서는 개체 자신의 온전한 세포 또는 조직을 이들로부터 구별해 낼 필요가 있다.

❖ 해독(detox): 디톡스는 인체 내에 축적된 독소를 뺀다는 개념의 제독(除毒)요법을 말한다. 해독(detoxification)을 의미하는 영어 단어에서 유래했다. 유해물질이 몸 안으로 과다하게 들어오는 것을 막고 장이나 신장, 폐, 피부 등을 통한 노폐물의 배출을 촉진하는 것이다. 칼로리 제한에 의해 다이어트 효과가 있어 건강 다이어트 방법으로 많이 사용되며, 서양에서는 니라드링크(Neera™ Drink)만 마시는 레몬 디톡스법이 알려져 있고, 한국에서는 장청소와 단식이 대표적으로 시행되고 있다. 물만 마시거나 한 가지 음식만 먹는 방법도 있으며, 유기농산물, 제철 음식을 주로 하며 비타민과 미네랄을 충분히 섭취해야 하고 가공식품, 육류, 소금, 설탕을 멀리하는 것이 원칙이다. 음식뿐만 아니라 유해물질로 가득 찬 주거환경을 천연마감재로 바꾸고, 마음속의 스트레스를 불러일으키는 분노, 짜증 등을 다스리는 명상 등도 넓은 의미의 디톡스라 할 수 있다.

❖ 카이로프랙틱(chiropractic): 카이로프랙틱은 인간의 질병을 낫게 하는 의료 분야의 하나로 주로 척추를 중심으로 골격과 근육을 신경계와 연계하여 병을 진단하고 치료한다. 종래의 의학이 약물이나 수술 또는 기구를 사용하여 병을 낫게 하는 것과는 달리 카이로프랙틱은 손을 사용하여 치료한다. 손으로 병을 낫게 한다는 개념은 약물치료에 익숙한 우리에게는 낯설다. 또한 수기를 사용하는 마사지, 안마, 추나, 지압과 같거나 비슷한 것으로 이해하는 경우도 종종 있으나 철학 진단 치료가 기존의 치료법과는 차별화된다. 교육제도와 면허가 독립적으로 운영된다. 카이로프랙틱은 모호한 개념에 뿌리를 둔 의사과학이라는 비판을

받고 있으며, 치료효과가 증명된 바가 없다. 카이로프랙틱 시술로 인한 사망 및 부상도 보고되고 있다.

❖ 탄수화물(炭水化物, carbohydrate): 탄수화물은 생명체가 생산하는 당이 기본이 되는 중합분자로, 대개 $(CH_2O)_n$의 꼴로 쓸 수 있으므로 탄수화물이라고 부르며, 대표적인 유기물이다. 보통 5탄당 또는 6탄당이 기본이 되어 여러 개가 연결되어 있는 중합분자를 구성하게 된다. 대표적인 탄수화물로 녹말, 셀룰로오스가 있으며 두 가지 모두 포도당의 중합분자이다. 특정한 종류의 탄수화물은 동물과 식물을 포함한 생체 내에서 에너지원으로 쓰인다. 탄수화물은 그 분자를 구성하는 탄소 원자의 수에 따라 포도당과 같은 단당류, 이당류, 올리고당, 다당류로 분류된다.

❖ 건강기능식품(functional foods): 건강기능식품은 인체에 유용한 기능성을 가진 원료나 성분을 사용하여 정제, 캡슐, 분말, 과립, 액상, 환(環) 등의 형태로 제조·가공한 식품을 말한다. 여기서 기능성이라 함은 인체의 구조 및 기능에 대하여 영양소를 조절하거나 생리학적 작용 등과 같은 보건 용도에 유용한 효과를 얻는 것을 말한다. 건강기능식품의 범위는 고시형과 개별인정형으로 나눌 수 있다.

    a. 고시형 건강기능식품 : 식약청 고시에서 정한 품목으로 일정 자격을 갖춘 영업자라면 누구든지 제조, 수입할 수 있는 건강기능식품

    b. 개별인정형 건강기능식품 : 고시형 건강기능식품에 해당되지 않는 원료의 안전성과 기능성에 관한 자료를 식약청에 제출하여 기능성 원료로서 인정받고, 그 원료로 만든 제품의 기준 규격을 인정받아야 하는 건강기능식품

❖ 암(癌, cancer): 암은 세포가 조절되지 않는 성장을 계속하는 질병으로, 폐암·위암·유방암·대장암 등이 있다. 암은 어느 조직에서나 발생할 수 있지만, 머리카락이나 손·발톱 등과 같이 성장이 없는 죽은 세포조직에서는 발생되지 않는다. 또한 조직별로 발생빈도가 달라서, 예를 들어 유방암의 경우에는 좌측 상단에는 40%의 발병률이 있으나 우측 하단에는 20% 정도에 이른다. 암이 발생하는 원인은 아직도 정확히 밝혀진 바가 없다. 하지만 지금까지 알려진 바에 따르면, 정상적인 세포의 유전자나 암 억제 유전자에 돌연변이가 생겨서 나타난다고 알려져 있다. 대표적인 암 억제 유전자인 p53유전자의 경우는 자연발생적인 원발성(原發性, 다른 원인에 의해서 질병이 생긴 것이 아니라, 그 자체가 질병인 성질) 종양의 약 50%에서 이 유전자의 돌연변이가 관찰되었다. 그러나 특정 유전자 몇 개의 변이로만 암이 일어나는 것이 아닌 것은 확실해 보인다. 유전자 치료를 통해 정상 p53유전자를 암세포에 주입했을 경우, 환자의 상태가 호전되지 않는다는 연구가 발표되어 있는 것을 봐도 복잡한 원인에 의해서 발생하는 것으로 사료된다. 다만 몇 가지 발암원을 연구함으로써 그것들의 사용을 금지하고 있다. 폐암은 지속적인 흡연(간접흡연 포함), 도시공해 등이 발암원이라고 추정되며 간암은 지나친 음주 등이 원인으로 추정된다. 또한 벤젠과 같은 일부 방향족 탄화수소가 강력한 발암원임이 밝혀졌으며 폴리염화비닐을 태울 때 나오는 다이옥신 또한 발암원이다.

❖ 이자, 췌장(膵腸, pancreas): 이자 또는 췌장은 소화 및 분비기관으로, 위의 아래쪽 쓸개 옆에 붙어 있다. 소화효소와 탄산수소나트륨을 담고 있는 이자액을 분비하며, 인슐린(인슐린이 부족하면 당뇨병에 걸린다), 글루카곤, 소마토스타틴(somatostatin) 같은 호르몬을 분비하는 내분비샘이기도 하다. 췌장에 생기는 암을 췌장암이라고 부른다.

❖ 염증(炎症, inflammation): 염증 또는 염(炎)은 생체조직의 손상에 대한 국소적인 방어보호 반응으로 혈액 성분이 혈관벽을 통하여 조직으로 빠져나오는 현상이다. 이 과정에 작용하는 화학물질은 히스타민(histamin)과 프로스타글란딘(prostaglandin)이다. 히스타민은 혈액과 림프액이 손상된 부위에 더 많이 오도록 작용한다. 백혈구가 세포 내로 유입되면 프로스타글란딘이 합성되어 통증과 열을 발생하게 한다. 염증이 발생하면 조직이 빨갛게 되고 부어오르고 열이 나며, 본래의 기능을 잃어버리고 통증이 있다. 미생물에 의한 감염으로 염증이 발생하기도 하지만 대부분 상처, 수술, 화상, 동상, 전기자극, 화학물질에 의하여 발생한다.

❖ 피로(疲勞, fatigue): 피로는 심신기능이 떨어진 상태를 가리킨다. 무기력한 상태에서부터 노동이 일으키는 근육의 작열감에 이르기까지 고통을 수반한다고 말할 수 있으며 심지어는 발열을 일으키기도 한다. 또, 목숨과 건강을 유지하는 데 중요한 신호 가운데 하나이다. 피로에는 육체적 피로와 정신적 피로로 나뉘는데, 정신적 피로는 정상인이 할 수 있는 수준의 기능을 지속하지 못하는 것을 말한다. 삶을 살면서 어디서든 쉽게 일어날 수 있는 일이지만 격한 운동을 하는 동안에 특히 눈에 띈다. 한편 정신적 피로는 졸림이 오는 조짐이 나타난다. 피로로 인하여 지칠 때 몸살이 난다고 하며 피로가 거듭 되풀이되면 만성피로증후군을 일으킬 수 있다.

❖ 알레르기(allergie): 알레르기 또는 앨러지(allergy)는 면역반응이다. 알레르기란 면역 시스템의 오작동으로 보통 사람에게는 별 영향이 없는 물질이 어떤 사람에게만 두드러기, 가려움, 콧물, 기침 등의 이상 과민반응을 일으키는 것을 말한다. 알레르기는 '과민반응'이라는 뜻이다. 그리스어 낱말 allos가 어원이며, 이는 '변형된 것'을 뜻한다. 알레르기라는 용어는 1906년 프랑스 학자 폰 피르케(Clemens Freiherr von Pirquet)가 처음으로 사용했다고 한다.

알러지 또는 앨러지는 영어 발음, 알레르기는 독일어식 발음으로 한국어에선 둘 다 혼용되어 통용되나, 표준어는 알레르기이다. 알레르기를 일으키는 물질을 '알레르겐' 또는 '항원'이라고 한다. 꽃가루나 항생제가 한 예이다. 식품이 일으키는 알레르기를 '식품 알레르기'라고 한다. 항원이 우리 몸에 들어오면 항체가 만들어지고 항원항체반응이 일어나게 된다. 이로 인해 알레르기 증상이 생긴다. 항체의 종류에 따라 I, II, III, IV, V형 다섯 가지로 분류한다.

❖ 아토피증후군(atopy syndrome): 아토피 또는 아토피증후군은 알레르기 항원에 대한 직접적인 접촉 없이 신체가 극도로 민감해지는 알레르기 반응을 이른다. 아토피의 증상으로는 아토피성 피부염, 알레르기성 결막염, 알레르기성 비염 그리고 천식이 있다. 발병에는 유전적 영향이 크다. 알레르기 접촉피부염은 어떤 화학제품에 선천적으로 매우 민감한 일부 사람에서 나타나는 면역반응이다. 노출된 물질(알레르기 항원)에 접촉한 지 24~36시간이 지날 때까지 염증은 일어나지 않는다. 이것은 우리 몸의 면역방어능력 때문에 약간의 시간이 걸리는 것이다. 피부 알레르기는 사람마다 매우 다르다. 하지만 가장 흔한 알레르기 항원은 담쟁이덩굴, 오크, 옻나무 독의 화학물질, 금속 보석류에 함유된 니켈과 코발트, 금속성 똑딱단추, 지퍼와 금속성 물체, 피부 항생제 연고의 네오마이신, 가죽 구두나 의복의 무두질에 쓰는 칼륨중크롬산염, 장갑과 고무 의복에 있는 라텍스, 포름알데히드 같은 방부제류 등이 있다. 미국인의 대다수가 적어도 하나 이상의 화학 알레르기 항원에 민감하기 때문에 20%의 인구가 알레르기 접촉피부염의 위험이 있다.

❖ 소화(消火, digestion): 소화란 생물이 섭취 혹은 흡수한 물질을 화학적으로 처리하여 에너지원으로서 쓸 수 있게 변환하는 과정이다. 소화는 다세포 레벨, 단세포 레벨, 세포 내 레벨

에서 이루어지나, 일반적으로 말하는 소화는 동물에 있어서 다세포 기관인 소화기관에서 이루어지는 소화과정을 말한다. 동물이나 균류는 자기 이외의 생물이나 그 유체(遺體)에서 유기물을 섭취하며 생활한다. 그런데 이 유기물들은 세포막을 투과하기에는 큰 것이 대부분이기에 이것들을 흡수하기 위해서는 보다 작은 저분자 단위로 분해하여야 하며, 소화활동은 이 유기물을 저분자 단위로 분해하는 과정이다.

❖ 채식주의(菜食主義, vegetarianism): 채식주의는 인간이 동물성 음식을 먹는 것을 피하고, 식물로 만든 음식만을 먹는 것을 뜻한다. 동물성 음식은 보통 동물로 만든 음식과, 동물로부터 나온 유제품(우유, 버터, 치즈, 요구르트 등), 동물의 알, 동물 성분을 물에 넣고 끓인 국물과 어류까지도 포함하는 말이지만, 일부 엄격하지 않은 채식의 경우에는 동물의 고기를 제외한 일부의 동물성 음식을 먹는 경우도 있다. 생태주의나 반자본주의, 자연보호, 정신수양 등의 관점에서 채식을 주장하는 서양과는 달리, 한국에서는 주로 건강을 위해 채식을 하는 경우가 많다. 인도 인구의 20~30% 정도가 락토 베지테리언(동물성 음식 중에서 유제품은 먹는 채식주의자)이다. 이들이 전 세계 채식주의자의 70%를 차지한다. 또한 일본을 비롯한 아시아 여러 나라의 국민들은 서구화 이전에는 육식을 많이 하지 않았다고 한다. 서양에서는 20세기 이후 건강, 윤리, 환경보호 등을 이유로 채식주의자의 비율이 꾸준히 늘어나고 있는 추세다. 미국의 조사에 따르면 1.0~2.8% 정도의 국민이 육식(닭고기와 물고기 포함)을 하지 않는 것으로 조사됐다.

❖ 유산균(lactic acid bacteria): 글루코오스 등 당류를 분해하여 젖산을 생성하는 세균을 유산균이라 한다. 젖산발효에 의해 생성되는 젖산에 의해서 병원균과 유해 세균의 생육이 저지되는 성질을 유제품·김치류·양조식품 등의 식품 제조에 이용한다. 또, 포유류의 장내에

서식하여 잡균에 의한 이상 발효를 방지하여 정장제(整腸劑)로도 이용되는 중요한 세균이다. 그람양성균이며, 통성혐기성 또는 혐기성이다. 락토바실루스속과 스트렙토코쿠스속에 여러 종류가 알려져 있다.

부록 효소에 대한 단상

1. 발효, 효소, 효모의 관계

'효(酵)'라는 글자는 그 뜻이 술밑 효이다. 즉 술을 담글 때 그 밑에 넣거나 가라앉은 물질을 가리킵니다. 요즘 말로 하자면 누룩이고 효모(이스트, yeast)입니다. 예전에 파스퇴르는 발효를 "공기가 없는 상태에서 이루어지는 미생물의 생활"이라고 했는데, 사실 알고 보면 발효(fermentation)는 미생물의 생활이라기보다는 효소(엔자임, enzyme)에 의한 생화학반응(biochemical reaction)입니다. 즉 효모에 있는 효소가 일으키는 반응이 발효입니다. 그래서 효모는 효소의 엄마이고, 발효는 효소가 일으키는 현상이지요.

2. 비단과 청국장

우리가 실크(silk)라고 부르는 비단은 그 느낌과 질감이 고급 옷감의 대표라 할 만합니다. 이 비단은 누에가 뽕잎을 먹고서 배출(?)하는 명주실을 이용하여 만드는 것입니다. 실크는 일종의 분비물인 셈입니다. 거미가 만드는 거미줄도 비슷한 종류입니다. 자연계에는 이렇듯 음식을 먹고 배출하는 것에 도움을 받고 살아가는 시스템이 많습니다. 누에나 거미보다 크기가 엄청나게 작은 미생물인 납두균(Bacillus)을 생각해 봅시다. 청국장은 콩에 납두균이 달라붙어 콩의 껍질 부분을 먹고 배출하는 과정에서 만들어집니다. 끈끈한 실 같은 물질은 감마피지에이(γ-PGA)라고 하는 물질로서 '누에와 실크'의 관계와 같습니다. 또한 대표적인 혈전용해효소인 나토키나아제(Nattokinase)도 유사한 방식으로 생산됩니다. 물론 효소는 콩을 분해하여 미생물이 먹기 쉽게 하기 위해 배출하는 것이지만 어쨌든 결과는 같습니다. 언뜻 보면 연관이 없는 비단과 청국장은 자연계의 같은 방법(mechanism)으로 만들어지는 것입니다. 그 과정에서 인간은 멋진 옷과 좋은 음식이라는 부산물을 얻습니다.

3. 녹말과 설탕은 살이 찌지만 식물섬유는 살이 찌지 않는 이유

이 글은 『하리하라의 생물학 카페』라는 책에서 읽은 내용입니다. 설탕(sucrose) 같은 단맛을 내는 물질들은 대부분 구조가 단순해서 소화와 흡수가 아주 빠른 시간 안에 일어납니다. 그래서 이들 음식은 먹자마자 순식간에 혈당치를 확 상승시킵니다. 녹말(starch) 역시 포도당(glucose)으로 이루어진 탄수화물(carbohydrate)이지만, 녹말은 많은 수의 포도당이 아주 길게 늘어선 구조를 가지고 있어서 이들을 하나하나 떼어내는 데는 시간이 걸리기 때문에 그렇게 급작스레 혈당을 올리진 않지요. 재미있는 것은 섬유질(dietary fiber), 즉 셀룰로오스(cellulose) 역시 포도당으로 이루어졌다는 것입니다. 그러나 셀룰로오스는 우리 몸에 존재하는 소화효소로는 분해할 수 없는 구조를 지니고 있어서 아무리 많이 먹어도 우리는 여기서 열량(calorie)을 얻을 수 없습니다. 반면 풀을 먹고 사는 초식동물들은 소화기관 내에 셀룰로오스를 분해하여 당을 얻을 수 있는 미생물들이 살고 있어서[즉, 섬유소를 분해하는 셀룰라아제(cellulase)가 존재하여] 풀만 먹고도 열량을 얻을 수 있는 것이지요.

4. 이산화탄소를 잡는 효소

탄산무수화효소(炭酸無水化酵素, Carbonic anhydrase)는 이산화탄소에 물을 붙여서 탄산을 만듭니다. 이렇게 만들어진 탄산은 적정 압력 아래에서 안정된 형태를 이룹니다. 화학식으로 쓰면 $CO_2 + H_2O = H_2CO_3$ 이렇습니다. 모든 생명체에 들어 있는 효소들 가운데, 지구온난화를 구할 수 있는 똑똑한 효소가 나올 것만 같습니다.

5. 빛을 내는 효소

반딧불이가 빛을 내는 이유는 꼬리 부분에 있는 루시페라아제(luciferase)라는 효소 때문입니다. 즉, 반딧불이의 루시페린(luciferin)과 ATP(adenosine triphosphate, 아데노신3인산)를 이용하여 빛을 냅니다. 그런데 분리되어 있는 루시페라아제의 유전자를 다른 생물에 넣으면 그 생물 또한 빛을 내게 됩니다. 루시페라아제의 유전자를 대장균에 도입하면 대장균이 빛을 내게 되며, 이러한 대장균은 발암물질의 발견에 이용됩니다. 또한 반딧불이의 루시페라아제 유전자를 식물에 넣으면 잎에서 빛이 납니다.

6. 효소와 미용

몸 안의 노폐물과 독소를 제거하는 효소의 효과가 알려지면서 최근에는 미용에도 효소가 활용되고 있습니다. 일반인들도 널리 사용하고 있는 효소세안제부터 효소화장품, 효소팩 등 효소는 피부에 쌓인 각질을 분해시켜 주는 것으로 유명합니다. 2010년 노화의 열쇠로 주목받고 있는 텔로머라아제(telomerase)의 연구결과를 상품화하려는 시도가 있습니다. 미국 화장품회사 잔 마리니(Jan Marini Skin Research社)에서 노벨상 수상연구 결과를 제품에 도입하여 노화 방지에 새로운 돌파구가 형성될 전망입니다.

7. 효소찜질

최근 건강과 피부에 대한 관심이 고조되면서 인체의 노폐물 제거, 피부 개선, 피로 회복, 혈액순환 및 신진대사 개선 등의 효과가 있는 고온의 찜질욕을 즐기는 사람들이 크게 증가하고 있습니다. 특히 최근 발효와 효소에 대한 관심의 증가로 효소온욕을 즐기는 사람의 수도 급증하는 실정입니다. 찜질(fomentation)은 그 시행방법에 따라 크게 건식과 습식에 의한 두 가지로 분류할 수 있습니다. 건식은 전기나 화석연료로 열을 내는 장치를 이용하여 몸의 전체나 일부를 찜질하는 것이고, 습식은 가장 일반적인 민간요법으로서 일정 시간 온몸을 온수나 열수에 담그는 방법과 스팀에 이용하여 온몸을 일정 시간 이상 노출시키는 방법입니다. 찜질은 뜸(moxibustion)과 마찬가지로 우리 몸의 신진대사를 촉진시켜 누적된 땀·독소와 같은 노폐물의 분비를 촉진시키고 근육을 자극하며 오장육부에 활력을 주어, 현대인의 불규칙한 생활에 따른 스트레스와 피로를 해소할 수 있다고 알려져 있습니다. 최근에는 이 효과를 극대화하기 위해 온수나 열수에 다양한 한방재료, 기능성 식물, 미용재료와 같은 물질을 첨가하거나 황토나 옥, 맥반석 등의 천연물을 이용하려는 시도가 많습니다.

또한 최근에는 기존 열수찜질과는 달리 고체 분말상태의 배지(培地, media)를 이용한 시도가 많이 이루어지고 있습니다. 밀기울, 쌀겨, 톱밥과 같은 물질들에 고온을 발생시키는 다양한 형태의 미생물을 이용하여 발효된 고온 고체 배지를 이용하기도 합니다. 이러한 발효 고체 배지는 땀띠나 가려움증, 습진 등과 같은 피부질환을 예방하거나 치료하는 데 탁월한 효과가 있는 것으로 전해지고 있습니다.

미생물발효에 의한 찜질에 대해 설명하면 다음과 같습니다. 여름철에 2~3일 정도 지나면 섭씨 60~70도의 고온의 자연발효열을 발생하게 되는데 이 열을 이용하여 사람이 모래찜질을 하듯이 찜질을 하는 것입니다. 기존의 효소온욕의 발효 시에는 쌀겨의 기름을 제거하지 않고 톱밥과 함께 배합하므로 4~5일이 지나면 쌀겨에서 나온 미강유가 발효되지 않고 썩어 고약한 냄새가 납니다. 이를 방지하려고 톱밥을 섞어 사용하는데, 톱밥이 첨가되면 입욕 시 촉감이 무척 거칠어지는 단점도 있습니다.

부록 효소에 관한 일본 서적

아래 9권의 책들은 효소의 일반 사항을 비롯해서 효소반응, 야채효소 만들기, 효소찜질, 효소치료 등에 관한 것입니다. 우리나라도 일본보다 더욱 다양한 종류의 효소 관련 책들이 많아지길 기대해 봅니다.

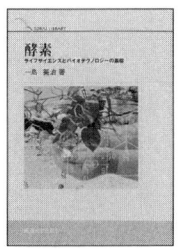
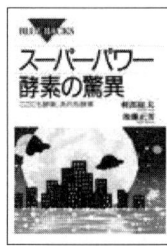
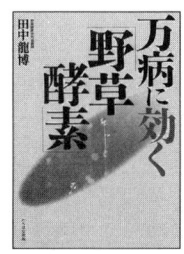
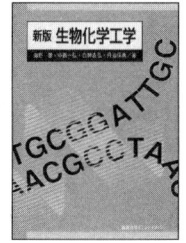
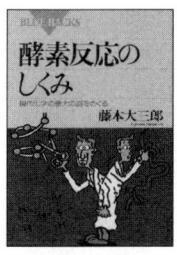
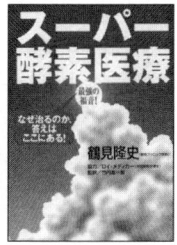
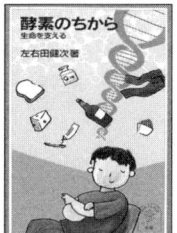
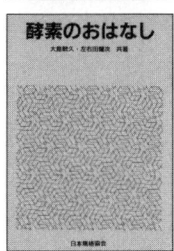
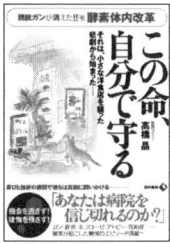

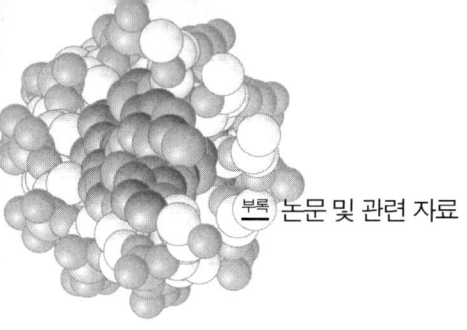

부록 논문 및 관련 자료

효소를 이용한 질병(환자) 치료 사례 중 대표적인 것을 연대별로 정리하였습니다.

1. 여성 질환을 효소요법으로 치료(1993년 독일)

저자: Dittmar, F. W., & Luh, W. (Department of Obstetrics and Gynecology, Starnberg District Hospital, Academic Teaching Hospital of the Ludwig-Maximilians-University Munich, D-82319 Starnberg, FRG and Department of Gynecology, Central Hospital "Links der Weser", D-28277 Bremen, FRG)

논문제목: Treatment of fibrocystic mastopathy with hydrolytic enzymes

학술지: International J. of Experimental and Clinical Chemotherapie, 1993: Vol. 6, No. 1, pp. 9-20

2. 아토피 환자를 효소로 치료(1999년 러시아)

저자: Samtsov, A. V., Mazurov, V. I., & Tabachnov, V. V.

논문제목: Systemic enzyme therapy in the treatment of neurodermitis (atopic dermatitis) patients

학술지: Skin and Venereal Diseases Department of Sankt-Petersburg's Military Medicine Academy Conference, "New aspects of systemic enzyme therapy", Moscow.

3. 췌장효소를 이용하여 만성췌장염 환자를 치료(2001년 미국)

저자: Trolli, P. A., Conwell, D. L., & Zuccaro, G. Jr. (Section for Endoscopy and Pancreatic-Biliary Disease, Center for Endoscopy and Pancreatic-Biliary Disease, Department of Gastroenterology, S40, The Cleveland Clinic Foundation, 9500 Euclid Avenue, Cleveland, OH 44194, USA.)

논문제목: Pancreatic enzyme therapy and nutritional status of outpatients with chronic pancreatitis.

학술지: Gastroenterol Nurs. 2001, Mar~Apr;24(2):84-7.

4. Wobenzym N 제품을 이용한 효소치료 사례(1998~2004년 독일)

-Medhekar, R (1998), The first quantitative evidence proving the efficacy of supplemental

enzymes. 출처: National Enzyme Company, Inc. 회사 자체 연구결과
- Rothman, S., Liebow, C., & Isenman, L.(2002), Conservation of digestive enzymes. Physiol Rev. 82:1-18.
- Wald, M., Olejar, T., Pouckova, P., & Zadinova, M.(1998), Proteinases reduce metastatic dissemination and increase survival time in C57Bl6 mice with the Lewis lung carcinoma. Life Sci. 63:L237-243.
- Wald, M., Zavadova, E., Pouckova, P., Zadinova, M., & Boubelik, M.(1998), Polyenzyme preparation Wobe-Mugos inhibits growth of solid tumors and development of experimental metastases in mice. Life Sci. 62:L43-48.
- Desser, L., Holomanova, D., Zavadova, E., Pavelka, K., Mohr, T., & Herbacek, I.(2001), Oral therapy with proteolytic enzymes decreases excessive TGF-beta levels in human blood. Cancer Chemother Pharmacol, 47:S10-15.
- Lauer, D., Muller, R., Cott, C., Otto, A., Naumann, M., & Birkenmeier, G.(2001), Modulation of growth factor binding properties of alpha2-macroglobulin by enzyme therapy. Cancer Chemother Pharmacol, 47:S4-9.
- Sakalova, A., Bock, P. R., Dedik, L., Hanisch, J., Schiess, W., Gazova, S., Chabronova, I., Holomanova, D., Mistrik, M., & Hrubisko, M.(2001), Retrolective cohort study of an additive therapy with an oral enzyme preparation in patients with multiple myeloma. Cancer Chemother Pharmacol, 47:S38-44.
- Dale, P. S., Tamhankar, C. P., George, D., Daftary, G. V.(2001), Co-medication with hydrolytic enzymes in radiation therapy of uterine cervix: evidence of the reduction of acute side effects. Cancer Chemother Pharmacol, 47:S29-34.
- Gujral, M. S., Patnaik, P. M., Kaul, R., Parikh, H. K., Conradt, C., Tamhankar, C. P., & Daftary, G. V.(2001), Efficacy of hydrolytic enzymes in preventing radiation therapy-induced side effects in patients with head and neck cancers. Cancer Chemother Pharmacol, 47:S23-28.
- Popiela, T., Kulig, J., Hanisch, J., & Bock, P. R.(2001), Influence of a complementary treatment with oral enzymes on patients with colorectal cancers-an epidemiological retrolective cohort study. Cancer Chemother Pharmacol, 47:S55-63.
- Beuth, J., Ost, B., Pakdaman, A., Rethfeldt, E., Bock, P. R., Hanisch, J., & Schneider, B.(2001), Impact of complementary oral enzyme application on the postoperative treatment results of breast cancer patients-results of an epidemiological multicentre retrolective cohort study. Cancer Chemother Pharmacol, 47:S45-54.

Wobenzym社의 효소 제품과 제품 라벨

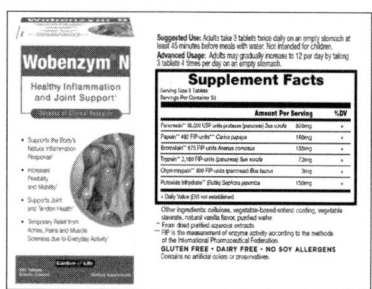

5. 대사효소의 일종인 ADA enzyme을 투여한 경우 체내 아데노신 양의 변화 증가(2005년 미국)

저자: Chun-Xiao Sun, Hays W. Young, Jose G. Molina, Jonathan B. Volmer, Jurgen Schnermann, Michael R. Blackburn

논문제목: A protective role for the A1 adenosine receptor in adenosine-dependent pulmonary injury

학술지: J Clin Invest. 2005; 115(1):35 doi:10.1172/JCI22656

6. 효소요법을 이용한 파브리병의 치료(2006년 영국)

저자: Raphael Schiffmann and David F Moore (Developmental and Metabolic Neurology Branch, National Institute of Neurological Disorders and Stroke, Building 10, Room 3D03 National Institutes of Health, Bethesda, Maryland, 20892-1260, USA and Section of Neurology, Department of Internal Medicine, University of Manitoba, Winnipeg, Canada)

논문제목: Neurological effects of enzyme replacement therapy in Fabry disease

단행본: A 2162, Oxford PharmaGenesis (2006)

7. 단백질의 경피 흡수를 돕는 캡슐을 만듦으로서 일종의 효소치료가 가능함을 알림(2007년 독일)

저자: Kevin D. Hermanson, Markus B. Harasim, Thomas Scheibel & Andreas R. Bausch

논문제목: Permeability of silk microcapsules made by the interfacial adsorption of protein

학술지: Phys. Chem. Chem. Phys., 2007, 6442-6446, DOI: 10.1039/b709808a

8. 식품효소 복용의 인체 건강증진 효과(2009년 미국)
저자: Lane Lenard, Ph. D.
논문제목: Unizyme: Enzyme Research Breakthrough-Part I Systemic Multi-Enzyme Therapy
출처: Unizyme사 자체연구(2009)

9. **The Cancer Cure Foundation**의 홈페이지 http://www.cancure.org/Wobe-Mugos.htm 에 보면, 미국 FDA에서도 허가된 항암치료법이라는 언급이 나옴. 1977년부터 효소요법은 15,000명 이상의 암환자에게 광범위하게 사용되고 있다고 함.

색인

B세포　104, 106, 107
T세포　104~107
건강기능식품　136, 138, 144~147, 161, 181
글루코아밀라아제　17, 28, 170
기질　119~123, 125~128, 177
기질 특이성　15
낭포성섬유증　55
다른자리입체성위치　126, 128
단백질분해효소　23, 28, 29, 33, 39, 55, 61, 66, 70, 90, 112, 113, 116, 120, 134, 135, 155, 169, 170
대사　14, 64, 66, 109, 127, 150, 163, 166
대사효소　17, 18, 94~98, 194
독소　25, 44, 45, 48, 49, 58, 62, 131, 180, 189
동맥경화　71, 83, 86, 97
락타아제　17, 28, 54, 57, 100, 148
리파아제　17, 22, 29, 39, 41, 54, 56, 66, 99, 100, 135, 141~143, 150, 171
면역계　102, 116, 179
면역복합체　72, 73, 78, 94
바이러스　41, 71, 78, 79, 88~91, 94, 101~103, 107, 180
발효　13, 24, 30~32, 149, 152, 158, 159, 164, 167, 169, 178, 186, 187, 189, 190
배지　190
백혈구　25, 106, 107, 153, 183
브로멜라인　17, 28, 43, 54, 56, 160, 169
산도(pH)　123, 124, 134, 141, 142, 164

셀룰라아제　17, 22, 28, 57, 188
소화　14, 17~19, 24, 25, 28, 39, 40~44, 49, 53, 57, 59, 62, 68, 91, 92, 96, 97, 100, 111, 112, 116, 124, 128, 131, 134, 135, 138, 146, 149, 150, 155, 157, 185
소화과정　185
소화효소　17, 18, 28, 31, 33, 40, 41, 44, 62, 93~99, 109, 112, 142, 149, 150, 157, 165, 168, 182, 188
식이요법　48, 52, 83, 149
신진대사　26, 58, 65, 189
아밀라아제　17, 22, 28, 39, 41, 54, 56, 66, 67, 99, 112, 134, 139, 143, 165
알레르기　22, 41, 44, 49, 55, 71, 92, 97, 102, 107, 157, 183, 184
암　35, 48, 59, 63, 66, 71, 73~83, 88, 90, 97, 101, 104, 106~116, 148, 152, 171, 182
염증　22, 25, 29, 69, 70, 71, 88, 92, 94, 106, 150, 155, 183, 184
유산균　27, 49, 136, 157, 158, 179, 186
음세포작용　53, 54
이자　17, 182
인베르타아제　17, 28, 148
인슐린　63, 64, 109, 111, 133, 149, 182
일산화질소　106
자유라디칼　29, 59, 60, 62
증생제　178, 179
촉매　15, 66, 94, 118, 119, 122, 140, 156, 177

췌장　　17, 35, 44, 54, 55, 66, 72, 74, 75, 91, 94, 99, 108, 109, 111~116, 133, 149, 150, 182
카이로프랙틱　　180, 181
카탈라아제　　17, 28, 134
코엔자임　　125, 165
콜레스테롤　　25, 29, 39, 61, 63, 64, 82~85, 88, 171
키모트립신　　55, 99, 112, 116, 133, 155
텔로머라아제　　189
톨라이크 수용체　　103, 104
트로포블라스트　　109, 110, 111, 113
트립신　　55, 66, 67, 90, 99, 109, 111, 112, 116, 124, 133, 155
파파인　　17, 29, 54, 55, 160, 169, 171
판크레아틴　　35, 54~56, 94
펙티나아제　　17, 29
펩신　　31, 41, 98, 99, 124
프로바이오틱스　　27, 178
프로테아제　　17, 22, 29, 39, 54, 56, 99, 100, 120, 134, 135, 139, 142, 143, 150, 168
프리바이오틱스　　27, 179
항상성　　21, 22, 76, 85
항원　　71, 72, 78, 104, 105, 184
항체　　14, 58, 72, 76, 78, 106, 107, 184
해독　　24, 57, 180
혈당내성인자　　64
혈전　　22, 36, 60, 61, 70, 84~88, 167, 171, 172, 187
호르몬　　29, 40, 50, 62, 69, 84, 111, 114, 149, 182
활성화에너지　　120, 124
효모　　13, 28, 32, 57, 94, 136, 144, 158, 159, 177, 178, 187
효소　　177, 187~191
효소요법　　80, 81, 84~86, 90, 93, 97, 98
효소의 특이성　　40
효소저해제　　52
효소찜질　　146, 189, 191
효소활성 (단위)　　15, 34, 60, 119, 122, 123, 125, 132, 133, 137~140, 143, 160
효소치료　　36, 61, 75, 79, 80, 82, 92, 98, 108, 117, 172, 191